Dᵣ Camille BOUZITAT

DE L'UNIVERSITÉ DE PARIS

LES
INJECTIONS INTRA-VEINEUSES

De Sels mercuriels

DANS LA SYPHILIS

PARIS

Jules ROUSSET

36 RUE SERPENTE

1902

Dʳ CAMILLE BOUZITAT

DE L'UNIVERSITÉ DE PARIS

LES
INJECTIONS INTRA-VEINEUSES

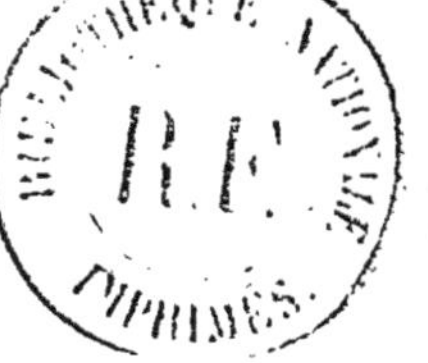

De Sels mercuriels

DANS LA SYPHILIS

PARIS

Jules **ROUSSET**

36, RUE SERPENTE

1902

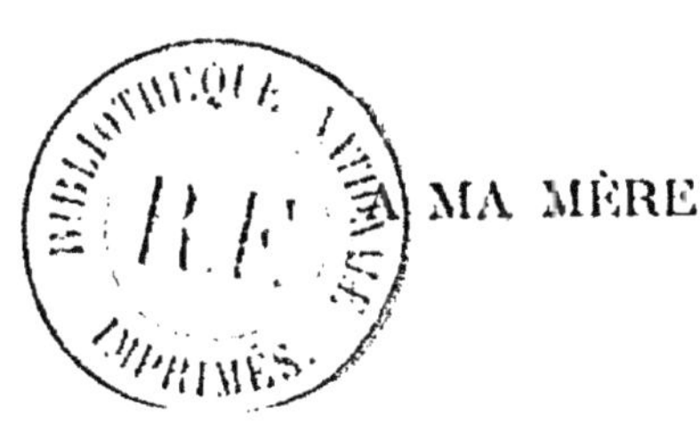

A MA MÈRE

A MON FRÈRE

A MES PARENTS

A MES AMIS

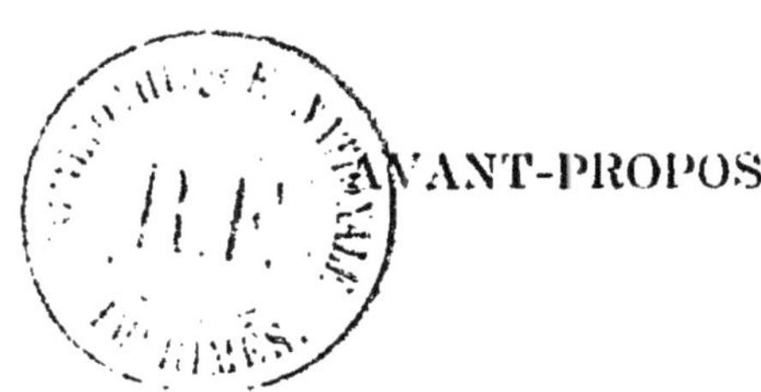

AVANT-PROPOS

Avant d'aborder notre sujet, notre premier devoir est de remercier les maîtres qui nous ont guidé pendant le cours de nos études.

M. le docteur de Grandmaison nous a appris les premiers éléments de la médecine ; nous n'oublierons pas les conseils qu'il nous a donnés et la grande bienveillance dont il a fait preuve à notre égard.

M. le professeur Gilbert nous a initié à la clinique médicale ; ses savantes leçons au lit du malade ont été pour nous un enseignement précieux.

Que M. le professeur agrégé Campenon, si dévoué à ses élèves et si attentif à leurs progrès, reçoive ici l'hommage de notre profonde reconnaissance.

M. le professeur Pinard qui nous a enseigné l'art des accouchements, et M. le professeur Fournier, dont nous avons suivi les leçons à Saint-Louis, ont droit également à notre gratitude.

Nous n'oublierons pas non plus M. le professeur

agrégé Netter qui nous a accueilli à Trousseau avec tant de bienveillance.

Notre maître M. le docteur Jules Renault, médecin des hôpitaux, a bien voulu nous inspirer cette thèse. Il s'est toujours montré pour nous un ami plutôt qu'un maître et ses conseils ne nous ont jamais fait défaut. Nous sommes heureux de lui offrir ce travail dont il a été le guide et de l'assurer de notre profond dévouement.

Nous prions M. le professeur Debove, doyen de la Faculté de médecine, qui nous a fait le grand honneur d'accepter la présidence de notre thèse, de bien vouloir agréer l'expression de notre respectueuse reconnaissance.

CHAPITRE PREMIER

Historique des injections intraveineuses en général.

Il n'est pas bien sûr que les anciens aient complètement ignoré l'opération des injections médicamenteuses
dans les veines. Tout enveloppé qu'il soit dans les voiles
de la fable, il est un fait consigné dans les *Métaphor-
morphoses* d'Ovide, qui permet de penser que l'anti-
quité a marché la première dans une voie que nous
devions retrouver plus tard.

Après avoir décrit l'enlèvement de la Toison d'or, le
poète des *Tristes*, parlant des amours de Médée et de
Jason, rapporte l'opération que la célèbre magicienne, à
la prière de son amant, entreprit en faveur du vieux roi
Eson. Elle compose, avec des plantes et différentes substances, un médicament destiné au vieillard et le lui
injecte dans le sang par une blessure qu'elle lui a fait .

« Dès qu'Eson, dit Ovide, a reçu les sucs par la bouche ou par sa blessure, sa barbe et ses cheveux, dépouil-
lés de leur blancheur, deviennent subitement noirs, sa
maigreur disparaît : sa pâleur et les tristes empreintes

de la vieillesse s'évanouissent, un nouveau sang circule dans ses veines taries naguère, et l'embonpoint brille sur tous ses membres. Eson étonné retrouve la vigueur dont il jouissait quarante ans auparavant. »

Quoi qu'il en soit, les injections intraveineuses naquirent, on peut le dire, du grand mouvement physiologique provoqué par la découverte de la circulation du sang (1628). En publiant sa découverte, Harvey démontra la possibilité des injections médicamenteuses dans les veines, et indiqua même la manière de les pratiquer.

En 1638 Potte, en 1651 le moine français Robert des Gabets, proposèrent la transfusion, mais sans l'exécuter.

Ce fut le physiologiste anglais Lower qui, en 1666, en pratiquant un grand nombre d'injections dans les veines des animaux et en publiant le résultat de ses observations, fit venir à l'esprit des médecins de son temps, la première idée d'employer de semblables opérations sur l'homme comme moyen thérapeutique. C'est lui qui, le premier, pratiqua la transfusion sur des chiens avec succès.

En 1656 Christ-Wren, puis quelques années plus tard, Boyle, avaient cependant injecté des médicaments dans les veines, mais sans grand succès.

Un an après les expériences de Lower, un médecin français, Denys, osa pratiquer la transfusion chez l'homme, et le succès couronna son audace. Ces premières tentatives enhardirent les expérimentateurs ; en Angleterre, en Allemagne, en Italie on eut des succès analogues.

Dans ces pays, on étudia aussi, avec plus de soin qu'on ne l'avait fait en France, l'action des substances médicamenteuses introduites dans le sang. De nombreuses expériences sur les animaux prouvèrent qu'on peut injecter de l'opium en petite quantité, de l'alcool dilué, du sel, du sucre et même du vinaigre sans conséquences mortelles ; que certaines substances, ainsi employées, produisaient les mêmes effets que lorsqu'elles sont ingérées dans l'estomac, tandis que nombre d'entre elles étaient rapidement fatales : parmi ces dernières étaient l'alcool absolu, la teinture d'ellébore, l'esprit de camphre, le salpêtre, le sel ammoniac, l'alun, l'huile d'olive, etc...

En Allemagne, Major, Elscholtz, Fabricius, injectèrent des liquides médicamenteux dans les veines de malades qui guérirent.

Ces succès réunis de la transfusion et des injections médicamenteuses excitèrent un enthousiasme presque universel. La médecine se crut en possession d'une panacée capable de guérir toutes les maladies. Des médecins pensèrent que, par la transfusion, on pourrait changer l'état mental des malheureux aliénés, que les époux verraient cesser leur incompatibilité d'humeur par le mutuel échange d'une petite quantité de leur sang, que les rois enfin pourraient recevoir la sagesse par injection dans les veines ! Mais cet enchantement, qui tenait du délire, ne fut pas de longue durée ; les revers furent bientôt plus nombreux que les succès et, la calomni s'en mêlant, un arrêt de la cour de Rome défendit, en 1668, de pratiquer cette opération dans les pays catholiques. La même année la transfusion était également défendue sous peine de prison par sentence du Châtelet de Paris. Dionis, mort en 1718, professeur de chirurgie à Paris, n'avait peut-être pas peu contribué à cette interdiction, car il fut toujours l'ennemi acharné de la transfusion et des injections intra-veineuses.

Puis vint un oubli de plus d'un siècle.

Vers 1770, Lieberkuhn et Laseke, en Allemagne, eurent recours dans différentes circonstances aux injections d'émétique et toujours les résultats furent aussi heureux qu'on pouvait le désirer.

Citons seulement les noms d'Hemann (1773), de Régnaudot (1777), médecin de la Guadeloupe, qui se sont occupés des injections dans les veines avec des alternatives de succès et d'insuccès.

En 1776, Kohler injecta 6 grains de tartre stibié dans les veines d'un homme qui se mourait par arrêt d'un morceau de viande dans l'œsophage. Le corps étranger fut en effet rejeté par un violent vomissement et le malade fut guéri. Huit ans plus tard, un chirurgien allemand, Balck, eut le même succès dans un cas semblable. Puis ce furent Knopf, en 1796 et, en 1816, Graef, de Berlin, qui eurent chacun un succès de ce genre. Vallisnieri guérit un homme mordu par une vipère et qui était dans un état désespéré, par l'injection d'une cuillerée à café de corne de cerf. Lynn injecta une infusion de tabac dans les veines d'un cheval atteint de tétanos. Mais après une amélioration passagère l'animal mourut. Dans l'ancien *Dictionnaire des sciences médicales*, on trouve la relation de huit cas d'injections dans le tétanos, sur lesquels il y eut cinq guérisons à une époque où il était absolument impossible d'en sauver un malade. Les substances injectées étaient : vin, quinquina, digitale, strammonium et valériane. A la Charité de Berlin, un grand nombre d'injections intraveineuses furent pratiquées à la même époque, sans aucun résultat fatal, par Hufeland et Horn.

Ce fut le baron de Percy qui, au commencement du XIXe siècle, fit réapparaître en France les injections intraveineuses. Il y eut recours souvent et dans les cas de tétanos elles lui donnèrent d'excellents résultats. Après lui Dupuytren et Magendie, 1819, Gaspard, 1824, tentèrent de guérir plusieurs hydrophobes, tantôt au moyen d'une assez grande quantité d'eau tiède, tantôt au moyen de solutions opiacées poussées directement dans les veines. Une fois il y eut soulagement sensible, mais la marche fatale de la maladie ne put jamais être enrayée. Coindet, Méplain, injectèrent, l'un du jus de pavot, l'autre de l'émétique, dans des cas de convulsions, et leurs malades guérirent.

Quant à la transfusion proprement dite, elle ne fut de nouveau préconisée et mise en pratique chez l'homme que vers la fin du premier quart du XIXe siècle. Ce fut l'accoucheur anglais James Blundell qui eut le premier succès sur une femme épuisée par une abondante métrorrhagie.

Tous ces essais cependant restaient, pour ainsi dire, isolés. Il n'en est plus de même à partir de l'apparition du choléra en Europe ; la grande épidémie de 1830 à 1832 vint fournir l'occasion de pratiquer les injections intraveineuses sur une grande échelle.

Les premières tentatives de ce genre datent de 1832. Elles furent faites à Varsovie, à l'hôpital des Juifs. On restituait au sang, au moyen d'injections aqueuses dans les veines, la quantité de sérum perdue.

A chaque épidémie de choléra, surtout en Angleterre, les médecins eurent plusieurs fois recours à ce nouveau mode de traitement, et les succès obtenus dès 1855 étaient déjà considérables.

Comme on le voit, la thérapeutique intraveineuse n'est pas nouvelle. Nous compléterons ce rapide exposé de l'histoire des injections dans les veines en indiquant les principales substances dont on a fait usage. Citons l'opium, l'émétique, le sulfate de strychnine, employé en France, par Germain Sée et Hérard, le sulfate de quinine employé pour la première fois par Duchaussoy, le vin, l'alcool, l'eau-de-vie camphrée, l'ammoniaque employée pour la première fois par Fontane, vers 1776, contre les morsures de vipère, l'huile de ricin, le musc, le vin de quinquina, le séné, le gaïac, le perchlorure de fer, l'extrait de belladone, l'acide acétique, le protoxyde d'azote et enfin le mercure métallique, s'il faut en croire Hemann, médecin allemand du xviiie siècle, qui atteste que le mercure, introduit dans les veines, non seulement n'entraîne aucun accident, mais encore agit d'une manière efficace.

Enfin, de nos jours, le professeur Hayem expérimenta

le sérum artificiel, et pendant l'épidémie de choléra de 1886, obtint 25 guérisons sur 100 cas observés.

En 1888, paraissait un mémoire complet sur la question des injections intraveineuses de sérum.

Depuis cette époque, tant de mémoires ont été publiés, qu'il nous semble inutile d'insister sur cette question. Tous les médecins, aujourd'hui, s'accordent à reconnaitre les puissants effets des injections intraveineuses de sérum artificiel.

CHAPITRE II

Historique des injections intraveineuses de sels de mercure dans la syphilis

Le professeur italien Baccelli est le premier qui ait parlé d'employer dans la syphilis les injections intra-veineuses de sels de mercure. Déjà, en 1890, le premier il avait préconisé les injections de sels de quinine dans les veines pour le traitement de la malaria (*Gazetta degli ospitali*, 1890, page 90) : « Ce fut pour sauver la vie de l'homme dans la malaria que nous nous sommes attaché à porter les sels de quinine au contact immédiat du globule sanguin, et cela, non seulement pour obtenir sur le malade une action plus rapide et plus efficace, mais encore pour essayer de joindre le maximum d'effet au minimum de moyen. Le problème était celui-ci : est-il possible en mettant le remède spécifique au contact immédiat du globule sanguin, d'obtenir la destruction du parasite plus promptement et plus sûrement que par les voies ordinaires, y compris l'hypodermie ? »

Telles sont les raisons qui ont engagé Baccelli à employer les sels de quinine par la voie veineuse. Le succès répondit à l'attente.

En 1893 (*Gazetta degli ospitali*, 27 juillet), paraissait la première leçon clinique faite à Rome par Baccelli, sur l'injection intraveineuse de sels de mercure. Nous ne pouvons nous dispenser de la reproduire intégralement : (1)

« Après les résultats merveilleux obtenus par les injections de sels de quinine dans la forme pernicieuse de la malaria, notre confiance s'était accrue pour l'emploi du bichlorure de mercure dans les cas de syphilis grave, dans le cancer et l'érysipèle.

« Le savant qui, en Allemagne, avait si énergiquement affirmé l'équivalence de la méthode hypodermique à celle des injections intraveineuses, ne pouvait être plus clairement contredit que par les faits qui allaient se dérouler sous nos yeux.

« Quand je commençai à parler de cette audacieuse innovation thérapeutique, mes collègues et amis, bien connus pour l'étendue de leur savoir et la conscience que tout le monde leur connait, furent saisis de crainte en songeant à l'action coagulante exercée sur le sang par le bichlorure de mercure. Mais les expériences que je fis sur les animaux démontrèrent que, toute légitime qu'elle fût, cette crainte ne reposait sur aucun fondement.

« On amena à ma clinique un jeune homme parfaitement constitué, sous-officier dans la marine. Il était aveugle, chancelant, souffrait de violents maux de tête et de vertiges accompagnés de vomissements. Il lui semblait que sa tête allait éclater. Tout cela s'accompagnait

(1) Nous sommes heureux de remercier tout particulièrement notre excellent ami M. Manuel Gonzalez qui a bien voulu se mettre gracieusement à notre disposition pour toutes les traductions dont nous avons eu besoin.

de parésie des membres supérieurs et inférieurs, de palpitations et d'amnésie ; il était découragé par l'inefficacité des traitements les plus énergiques. Je le soumis, une première fois, aux injections intra-veineuses de bichlorure, en commençant par 1 milligramme pour arriver à 5 milligrammes en une seule injection, que je répétai pendant de longs jours. Il fut l'objet non seulement de notre étude, mais de celles de beaucoup de mes collègues, professeurs étrangers et italiens, étonnés des effets absolument inattendus et inespérés qui se présentaient à leurs yeux. Au dernier congrès allemand de médecine interne de Wiesbaden, mon savant ami le docteur Ziemssen, rapporta le fait à ses collègues.

« Cependant il est nécessaire de raconter l'histoire de ce cas mémorable, instructif pour bien des raisons, les espérances et le découragement auxquels il a donné lieu, la reprise du courage qui augmentait à mesure qu'on insistait sur le traitement et qu'on augmentait les doses.

« *Histoire.* — F. S..., âgé de 28 ans, très robuste, sans antécédents pathologiques, eut en 1889 un chancre à la verge qui ne fut pas suivi des symptômes généraux propres à cette affection.

« Au mois de février 1890, il eut un rapport avec une fille, qui, on le sut plus tard, était syphilitique. A la suite de ce deuxième contact, il eut un nouveau chancre, suivi, celui-là, d'engorgement des ganglions inguinaux. Il n'y a aucun autre fait en rapport avec l'infection celtique. En février 1892, le malade commença à ressentir de violents accès de céphalée, accompagnés, par moments,

de l'abandon complet des forces. A ces symptômes
vinrent s'ajouter la perte de la mémoire, l'inappétence,
quelques vomissements, des accès de palpitations, du
ralentissement du pouls, la diminution de l'acuité
visuelle. On remarqua en outre la paralysie faciale du
côté droit, avec déviation des traits à gauche, et par
suite, de la difficulté des mouvements de la tête vers la
droite, puisqu'elle était constamment inclinée du côté
opposé. Le 1er décembre il perd complètement la vue.
Rien à relever, par l'examen objectif, du côté des vis-
cères ; quant aux signes de syphilis, indécis. Du côté du
système nerveux, rien autre chose que la paralysie faciale,
le strabisme, la déviation de la tête ; le malade raconte
tout avec beaucoup de précision. Cécité complète. A cette
époque l'examen du fond de l'œil faisait constater de la
stase de la papille.

« Le malade avait été soumis, jusqu'à la fin de mai
1892, à un traitement antisyphilitique énergique (liqueur
de Van Swieten, frictions mercurielles, iodure de potassium, injections sous-cutanées de calomel), et on ne cons-
tata quelques progrès que dans la céphalée. Du reste,
comme nous l'avons fait remarquer, la paralysie et la
parésie, l'amnésie, la cécité, persistaient au moment de
son entrée à la clinique (décembre 1892).

« En nous basant sur les phénomènes présentés par le
malade, sur l'absence dans les antécédents d'un néo-
plasme quelconque, sur l'absence d'amnésie récente ou
lointaine, sur la vigueur de l'organisme, les symptômes
et l'ordre qu'ils avaient suivi, et enfin sur les avantages
obtenus, bien que trop partiels, par un traitement anti-

syphilitique rigoureux, nous conclûmes qu'il pouvait y avoir une gomme à la base du cerveau et nous fûmes décidé à essayer un traitement antisyphilitique plus décisif et plus rapide.

« Je fis une solution d'un gramme de bichlorure de mercure et 3 grammes de chlorure de sodium dans 1000 grammes d'eau distillée, et, à doses croissantes, je l'injectai dans les veines de petits chiens du poids de 1 kilogr. 1/2 à 3 kilogr. J'essayai de pousser les doses jusqu'à 5 centigr. et n'observai pas autre chose qu'une légère salivation et quelques frissons. Aucun animal ne succomba du reste, ni ne présenta de symptômes d'embolie ou d'intoxication.

« Encouragé par ces résultats, je commençai à pratiquer les injections intra-veineuses de sublimé, chez notre malade, avec la même solution.

« Après avoir fait l'asepsie rigoureuse de la peau, j'enfonçais l'aiguille d'une seringue ordinaire, pleine de la solution, dans une veine du pli du coude ou du dos de la main, que je faisais gonfler en la comprimant légèrement. Comme nous l'avons montré autrefois pour la technique des injections intraveineuses des sels de quinine, nous eûmes la certitude qu'elle était dans la lumière de la veine, certitude accrue par l'absence complète de douleur qui accompagnait l'injection, par l'absence de la tuméfaction sous-cutanée que nous remarquions quand le médicament était injecté sous la peau.

« Plus de phénomènes locaux. Devant nos élèves et de nombreux collègues, parmi lesquels Oswaldo Ziemssen, nous pûmes démontrer avec évidence la simplicité du manuel opératoire et la grande rapidité des effets. Après quelques secondes, la malade avait dans la bouche le goût du chlorure de sodium, suivi immédiatement de la saveur métallique du mercure. Après 5 à 6 minutes, avec des doses de 1 à 2 milligrammes, apparaissait la salivation.

« Les injections furent commencées le 3 janvier 1893 et poursuivies en doses croissantes jusqu'à 5 milligrammes, sans aucun incident.

« Le 19 février 1893 j'avais pratiqué 28 injections intraveineuses correspondant à la somme totale de 38 milligr. Le malade à cette époque avait repris ses forces ; la céphalée et la parésie avaient disparu avec tous les autres symptômes.

« Quant à la vue le malade affirmait avoir fréquemment des sensations lumineuses.

« Le malade, qui s'était présenté avec une notable polyurie, présente sur ce point une grande amélioration.

« Du 19 février à aujourd'hui, les injections intraveineuses, qu'une légère stomatite avait fait interrompre, furent reprises de nouveau à doses croissantes de 1 à 5 milligrammes. Au total avec les précédentes : 61 milligrammes.

« Le 1er mai nous revîmes le malade : nous constatâmes chez lui la disparition de tous les phénomènes morbides, sauf ceux de la vue. Bien plus même, la projection de la lumière dans le fond de l'œil, à l'examen ophtalmoscopique, était perçue par le malade. »

Cette remarquable observation eut en Italie un grand retentissement. Les médecins italiens se mirent aussitôt à expérimenter la méthode de Baccelli. Celle-ci date en réalité de 1892, puisque c'est en décembre 1892 que fut faite à Rome par le professeur italien la première injection intraveineuse de sublimé, comme en témoigne l'observation précédente.

Et juillet 1893 paraissaient dans la *Riforma medica* deux articles, l'un de Campana; l'autre de Jemma. Campana ne reconnait pas aux injections intraveineuses de sels de mercure dans la syphilis les avantages des injections de sels de quinine contre l'impaludisme, parce qu'il est étrange d'injecter dans le sang une substance qui le coagule. Malgré tout, il a voulu expérimenter sur deux malades; il fit à chacun cinq injections sans voir d'amélioration. Il trouve donc la méthode inefficace et se soucie peu de l'expérimenter sur une plus large échelle. Jemma a pratiqué à la clinique de Maragliano plus de 300 de ces injections. Tous les malades auraient été améliorés. Il pense que cette méthode est plus rapidement active que tous les autres modes d'administration du mercure et permet d'obtenir l'effet maximum avec la dose minima de médicament; l'absorption est plus rapide et la douleur moindre qu'avec les injections intramusculaires. Reste à prouver, d'après Jemma, par des observations cliniques qu'elle est réellement d'une activité supérieure aux autres méthodes de mercurialisation; reste aussi à savoir si elle sera aussi innocente que le dit Baccelli.

Colombini a fait chez 28 syphilitiques du service de

Barduzzi des injections intraveineuses de sublimé. Il n'a jamais observé d'accidents locaux ni généraux. Il considère cette méthode comme moins efficace que beaucoup d'autres en raison de la rapidité avec laquelle le mercure s'élimine et des doses plus faibles qui peuvent être employées.

En 1891 on commença à l'expérimenter à l'étranger. A la Société berlinoise de dermatologie, Lœwin présente plusieurs malades traités par les injections intraveineuses ; il obtint toujours de bons résultats et n'a rien observé ni du côté des reins, ni du côté de l'intestin. Il trouve que cette méthode est beaucoup plus active que les injections sous-cutanées.

Feliciani, en Italie, confirme par ses observations l'innocuité des injections intra-veineuses de sublimé. Toujours les résultats ont été plus rapides que par la voie hypodermique.

Blaschko juge ainsi les avantages et les inconvénients de la méthode : elle est indolore ; elle n'exige que des quantités très faibles de mercure qu'on peut doser exactement ; tout le mercure introduit est réellement résorbé ; enfin on n'a pas à craindre d'accidents d'hydrargyrisme. Pour lui les injections intraveineuses de mercure ne sont praticables qu'à l'hôpital à cause de la difficulté de la technique. Quant à l'énergie et à la persistance des effets, les injections intraveineuses sont plutôt inférieures aux frictions et aux injections de préparations insolubles ; en tout cas leur action n'est pas plus prompte. Mais elles constituent, sans conteste, un procédé doux de cure, qui est indiqué quand on veut éviter les doses massives de mercure, par exemple chez les phtisiques, les individus affaiblis ou nerveux, ainsi que chez ceux prédisposés à l'hydrargyrisme.

Blaschko est d'ailleurs d'avis que la méthode de Baccelli a une importance théorique encore plus grande ; elle prouve qu'il suffit de doses minimes de mercure pour faire disparaitre les manifestations syphilitiques, et semble montrer que, dans les autres méthodes, une faible partie seulement du mercure introduit est résorbée et agit, partant qu'on s'y livre à une colossale dissipation du médicament.

Au congrès de Vienne de 1891, Blaschko exposa les idées que nous venons d'énoncer. Dans la discussion les spécialistes présents se montrèrent encore plus sceptiques que le rapporteur, relativement aux avantages que Baccelli attribue à sa méthode. Bien que Lang, Neisser et Schwimmer aient employé ces injections sans avoir eu aucun accident, Schwimmer même, malgré les doses minimes, avec des résultats remarquables, les orateurs firent des objections très vives relativement aux dangers qui pouvaient survenir. Kaposi, particulièrement, insista sur le danger de l'embolie. Behrend alla plus loin et condamna complètement la méthode pour ce même motif. Blaschko ne croit pas, dans une certaine limite, au danger de l'embolie.

Ullmann expérimenta sur les animaux sans trouver ni thrombose, ni embolie.

Uhma a également expérimenté sur des lapins et ses expériences ont été favorables. Nous les citons plus loin.

En 1895, le premier en France, M. Abadie parle des injections intraveineuses qu'il emploie dans les formes de syphilis oculaire les plus graves (Séance de la Société de dermatologie du 18 avril 1895). La solution qu'il emploie est une solution de cyanure de mercure à 1 gr. 0/0. « Ces injections, dit-il, demandent un peu plus de soin de la part du médecin, mais elles sont peut-être mieux supportées que les injections sous-cutanées et ne provoquent pas ces douleurs, ces nodosités post-opératoires qui découragent souvent les malades. Enfin, surtout, point important dans certains cas, elles paraissent incontestablement plus efficaces. »

Dinkler, en Allemagne, soigne 9 syphilitiques par les injections intraveineuses de sublimé. Il admet que les injections intraveineuses de mercure déterminent une guérison plus sûre et plus rapide des processus syphilitiques que les autres méthodes. Leur action, d'après lui, aux différentes phases de la syphilis, paraît en général l'emporter sur les cures énergiques de frictions et le traitement local simultané. En outre, ses observations l'autorisent à penser que les phénomènes tertiaires sont plus faciles à modifier que les secondaires par les cures d'injections. Il est de l'avis de Baccelli qui pense qu'un des avantages principaux du traitement intraveineux réside dans son action énergique et efficace sur les parois vasculaires, très prédisposées aux altérations syphilitiques. Dinkler, malgré tout, ne recommande pas sans restriction cette méthode en thérapeutique, à cause des accidents (thromboses, embolies) qui peuvent survenir. De plus il lui semble que l'immunité, donnée par ce traitement contre une nouvelle attaque du processus syphilitique, ne dure que peu de temps. La raison en est probablement dans l'élimination extraordinairement rapide du mercure.

Stoukowenkoff, en Russie, a employé les injections intraveineuses de sels de mercure et a expérimenté différents sels. Il a constaté que si le mercure est introduit directement dans le sang, il agit dès la première injection. La marche de la roséole a été, dit-il, très influencée par ce traitement. Il a essayé différentes doses et a étudié l'élimination du mercure. Pour lui les accidents ne sont imputables qu'à un défaut de technique. En somme il se montre partisan des injections intraveineuses.

La même année (1895) à Moscou, Kusel, après avoir expérimenté sur les animaux, a fait une série d'injections à plusieurs syphilitiques du service du professeur Pospeloff. Il constate que l'injection bien faite n'est jamais douloureuse. Quant aux résultats, ils ont toujours été favorables, sauf dans un cas, et les manifestations locales disparaissaient toujours sous l'influence des injections, quoique le plus souvent, toujours même pour commencer, il n'employait que des solutions très faibles.

En Italie, Bruni publie l'observation d'un homme syphilitique depuis 4 ans et atteint d'épilepsie jacksonnienne, traité d'abord par les moyens ordinaires. Au bout de deux jours, après lui avoir fait chaque jour une injection intraveineuse de sublimé, les attaques cessèrent pour ne plus reparaitre.

Gœrl, de Munich, préconise également la méthode de

Baccelli. Jamais il n'a remarqué d'accidents. Les avantages qu'il lui trouve sont : faible quantité de mercure, absence de douleur, guérison rapide, innocuité, elle n'attire pas l'attention sur les malades.

En 1896, M. Abadie communique à la Société de dermatologie deux observations, l'une de surdité accompagnant une kératite parenchymateuse spécifique, l'autre de syphilis spinale. Dans les deux cas, les troubles disparurent.

Lane, de Londres, publie une note où il dit avoir traité 76 cas de syphilis. Le nombre des injections nécessaires varia de 4 à 16. Cinquante malades quittèrent l'hôpital guéris des accidents pour lesquels ils étaient entrés, seize furent améliorés. Les autres furent renvoyés ou ne purent subir le traitement. Aucun changement ne put être apprécié dans la paroi des veines ponctionnées; il n'y eut pas formation de thromboses, bien que dans un cas, 23 ponctions furent faites à chaque bras. Lane employa le cyanure de mercure.

En 1897, à la Société de dermatologie, M. Abadie insiste à nouveau sur la méthode et préconise la seringue de Luër. Il rapporte deux nouvelles observations.

Koudich, en Russie, étudie dans la service de Stoukowenkoff, l'élimination du mercure à la suite des injections intraveineuses.

En 1898, Lindsœrtm étudie leur action sur le sang.

En 1899, Fiocco fait les mêmes recherches et conclut que, d'après ses expériences *in vitro*, le sublimé injecté dans les veines doit produire des thromboses.

La même année paraît dans *The Lancet* un tableau

détaillé où Chopping nous présente 84 cas de syphilis, à toutes les périodes, traités par les injections dans les veines de cyanure de mercure. Il n'a eu qu'à se louer du traitement, en faisant tous les jours une injection de 1 centim. cube d'une solution à 1 pour 100. Dans 3 cas, on a observé de la polyurie; dans 2 cas de la diarrhée et deux fois de la salivation.

Enfin le 4 mai 1901, M. Abadie faisait paraître dans le *Bulletin médical* un article où il rappelle les avantages et la simplicité de technique des injections intra-veineuses. Il les employait depuis longtemps, dit-il, lorsque parurent les travaux de Baccelli, M. Abadie ajoute du reste : « Je n'agite ici aucune question de priorité ; je n'ignore pas que Baccelli a publié le premier des travaux dans lesquels il a préconisé cette méthode, que, de mon côté, j'employais déjà depuis longtemps à ce moment. Mais désireux d'avoir une plus longue expérience, et n'ayant fait que des communications verbales à mes élèves, je n'ai aucun droit de priorité et je n'en réclame aucun. Ce que je puis dire, c'est que, mes premières tentatives une fois faites, je ne les ai plus abandonnées ; j'ai cherché, au contraire, à en multiplier les indications, à perfectionner leur technique, à montrer leur supériorité évidente dans la plupart des cas et, parfois, leur puissance curative là où tous les autres moyens avaient échoué. »

Nous avons pu voir, en effet, chez M. Abadie, une malade atteinte de syphilis oculaire, soignée depuis 12 ans par les injections intra-veineuses, qui ont été commencées par conséquent en 1890. Or la leçon de Baccelli, que nous reproduisons ne date que de 1893.

CHAPITRE III

Instrumentation. Manuel opératoire. Suites et difficultés de l'injection intraveineuse.

Instrumentation. — La seringue la meilleure est la seringue de Lüer, toute en verre, de un ou deux centimètres cubes. Malheureusement elle est assez fragile et coûte assez cher. C'est à cette seringue, munie d'un curseur, que M. Abadie donne la préférence. Le curseur pour maintenir le piston ne nous semble pas très utile. Il présente même, à notre avis, un inconvénient : il empêche le sang de refluer spontanément dans la seringue aussitôt que l'aiguille a pénétré dans la veine, chose assez importante lorsqu'on a affaire à des veines petites que l'on peut très bien traverser, si aucun phénomène ne prévient l'opérateur qu'il est entré dans la lumière du vaisseau. Dans ces cas, en effet, il est rare qu'on ait la sensation spéciale dont nous parlerons plus loin. Il faut donc avoir un autre indice.

La seringue du professeur Debove pour injections mercurielles est également excellente. Elle présente même

sur la seringue de Lüer l'avantage d'être moins fragile.
L'embout inférieur et la face du piston en contact avec
le liquide, au lieu d'être en métal comme dans la seringue
ordinaire, sont en ébonite, substance inattaquable par les
sels mercuriels. Elle est entièrement démontable et stéri-
lisable : c'est un instrument parfait à tous les points de
vue.

L'aiguille doit être en platine iridié ; la découverte des
aiguilles en platine iridié par le professeur Debove a
singulièrement simplifié la technique et donne toute
sécurité ; on peut évidemment faire bouillir une aiguille
en acier si on n'en a pas d'autre, mais il est moins long,
plus simple et plus sûr d'avoir une aiguille que l'on
puisse flamber à chaque opération, sans avoir peur qu'elle
ne s'émousse. M. Jules Renault a fait construire par
Galante des aiguilles spéciales, très fines et très courtes
(1 cm. 1/2 environ), en platine iridié ; elles présentent
l'avantage de piquer même les plus fines veines avec
beaucoup de facilité : comme il faut moins de force pour
faire pénétrer ces aiguilles dans les tissus, on risque
beaucoup moins de faire fuir la veine.

La partie qui s'emboite dans le bec de la seringue doit
être en acier plutôt qu'en cuivre, métal trop attaquable
par le mercure.

Manuel opératoire. — La première chose à faire
est de choisir la veine où doit être faite l'injection. Toutes
sont bonnes en principe. On a pris les veines du bras,
de l'avant-bras, du dos de la main, de la jambe, etc...

Cependant la majorité des auteurs préconisent les

veines du pli du coude, à cause de leur plus grande fixité. Notre expérience personnelle nous a permis de le constater également. Les veines de l'avant-bras, par exemple, sont très fuyantes, et, lorsqu'on est obligé d'y faire une injection, si l'on n'a soin de bien les maintenir, on risque fort de piquer à côté, ce qui expose à quelques inconvénients assez ennuyeux pour le malade. Ajoutons également que les veines qui doivent être employées de préférence sont celles qui forment les branches médianes de l'M, c'est-à-dire la médiane basilique et la médiane céphalique surtout, qui est ordinairement la plus volumineuse des deux. Quant au danger de blesser l'artère humérale dont ont parlé quelques auteurs, il n'est qu'illusoire. L'artère est située assez profondément et suffisamment protégée par l'expansion aponévrotique du biceps, pour qu'on ne puisse arriver jusqu'à elle sans y mettre de la bonne volonté. Si même on la piquait, la chose n'aurait pas une bien grande importance.

Bien que les veines du pli du coude soient les veines de choix, on peut très bien en prendre d'autres. Si le malade est au lit, par exemple, rien n'est plus facile que de prendre les veines de la jambe ou du dos du pied. Quelquefois, lorsqu'un grand nombre d'injections ont été pratiquées dans des veines du pli du coude petites, difficiles à piquer, elles arrivent à ne plus être perceptibles, et on est obligé d'injecter où l'on peut.

On entoure le bras, un peu au-dessus du coude, d'une bande élastique de Nicaise, munie d'une série de boucles et d'un crochet. Si on n'a pas sous la main de bande de Nicaise, on peut se servir d'une bande de toile ou d'une ligature quelconque. On serre fortement mais sans exagérer, pour ne pas comprimer les artères qui apportent le sang à l'avant-bras. Le malade, pendant ce temps, manœuvre les doigts, pour aider la circulation; les veines font aussitôt saillie, à moins qu'elles ne soient trop fines ou trop profondes. Quand elles ne sont pas visibles, on les sent au doigt; le toucher est dans ces cas un guide beaucoup plus fidèle que la vue. Chez les femmes il en est presque toujours ainsi, particulièrement chez les femmes un peu grasses.

Le sujet peut être assis ou debout. En général il vaut mieux le faire asseoir pour avoir plus de stabilité. Son avant-bras doit reposer sur le bord de la table ou sur la jambe du médecin, qui peut aussi, s'il le préfère, le maintenir en le prenant sous son bras. Si nous insistons sur tous ces détails, c'est que la stabilité est absolument nécessaire pour cette petite opération, en somme délicate. Il nous est arrivé quelquefois pour ne pas les avoir observés, de voir l'aiguille sortir de la veine ou la traverser, choses toujours fort ennuyeuses, à cause des nodosités douloureuses et fort longues à passer qui se produisent lorsqu'une partie de la solution employée se répand dans le tissu sous-cutané ou périveineux. N'est-il pas ennuyeux également pour le malade de se soumettre deux ou trois fois de suite à la piqûre lorsqu'elle a été manquée? Le bras doit donc être bien immobile et, de plus, bien étendu pour donner encore plus de fixité à la veine, qui a ainsi moins de tendance à rouler sur les plans profonds, qui, en même temps que la peau, sont eux-mêmes immobilisés. Le membre doit être horizontal ou très peu incliné en bas.

L'opérateur commence avant tout par remplir la seringue, puis fait partir l'air qui a pu être aspiré, en retournant l'aiguille en haut et en poussant légèrement jusqu'à ce que le liquide vienne sortir par l'extrémité. On ne met la bande qu'après avoir fait ces préparatifs, pour ne pas laisser le bras du malade trop longtemps comprimé : on évite ainsi l'engourdissement désagréable qui se produit au bout de peu de temps au-dessous de la ligature.

La bande étant en place, on aseptise soigneusement, mais le plus rapidement possible, l'endroit où doit porter l'injection. Nous avons employé couramment le sublimé à 1 pour 1000, sans avoir jamais observé de phénomènes septiques.

L'aiguille est flambée à la lampe à alcool, on fait couler quelques gouttes de liquide pour ne laisser aucune bulle d'air. La veine est maintenue avec le pouce 1 centimètre environ au-dessous du point où doit porter la piqûre, pendant que les quatre autres doigts de la main gauche embrassent la partie postérieure du bras.

Après avoir ainsi tout préparé, l'opérateur pique la veine en inclinant l'aiguille de 45° environ. Si la piqûre est faite trop verticalement on risque de traverser la veine de part en part ; si elle est faite trop horizontalement on peut glisser sur la paroi antérieure du vaisseau sans y pénétrer. Il faut piquer sans brusquerie, quoique sans hésitation, pour ne pas traverser les deux parois à la fois. Aussitôt que l'aiguille pénètre dans la lumière de la veine, on a une sensation de liberté très nette, contrastant avec la résistance éprouvée lorsque l'aiguille traversait la paroi. C'est là la meilleure preuve de n'avoir pas fait fausse route. Baccelli l'avait noté dès sa première communication. Chez les sujets adipeux, les femmes, et enfin tous ceux qui ont des veines trop petites, cette sensation n'existe pas. Chez les malades à système veineux assez développé, et même chez tous, on peut le dire, lorsqu'on emploie la seringue de Luer sans curseur, le sang jaillit spontanément dans la seringue. Il faut, malgré tout, en aspirer quelques gouttes pour voir s'il coule facilement. Pour cela la main gauche abandonne le bras, saisit le corps de pompe, le maintient bien fixé pour que l'aiguille ne se déplace pas, et la main droite tire doucement le piston.

Trois cas peuvent se présenter :

1° *Le sang vient facilement.* — La main droite abandonne le piston et va détacher la bande. Si on a un aide à sa disposition, il est préférable de la lui faire enlever pour ne pas risquer de déplacer l'aiguille. Aussitôt après, la veine s'affaisse ; on pousse doucement l'injection. Il ne se forme aucune saillie au niveau de la piqûre, le liquide étant au fur et à mesure entraîné par le courant sanguin.

2° *Le sang vient à peine.* — On est dans l'épaisseur de la paroi veineuse. Il suffit dans ce cas d'enfoncer l'aiguille pour voir si on a la sensation de liberté ; ceci fait, aspirer à nouveau. Si le sang ne vient pas bien, enlever la bande, l'aiguille et recommencer l'opération. On évitera ainsi sûrement le thrombus. Ce cas est assez rare, car on a plutôt tendance à piquer profondément.

La pointe de l'aiguille peut également être fixée dans la paroi opposée. On s'en rend fort bien compte, quand on a le soin d'analyser un peu ses sensations ; on se rappelle en effet que l'aiguille avait donné la sensation de liberté auparavant. Il suffit de tirer légèrement pour libérer la pointe et le sang afflue.

3° *Il vient de fines bulles d'air*. — L'aiguille n'est certainement pas dans la veine. Il faut la retirer, sans chercher davantage la bonne voie, et repiquer.

Le contenu est injecté. Il ne reste plus qu'à retirer doucement, mais rapidement l'aiguille pendant que la main gauche appuie au point piqué un tampon d'ouate imbibé d'une solution antiseptique. Le malade appuie lui-même le tampon et lève le bras pendant deux ou trois minutes. Au bout de ce temps, le sang ne perle plus, tout est fini.

Suites de l'injection. — Les suites de l'injection sont nulles ordinairement. Un petit point rouge qui persiste pendant 24 heures indique simplement le point où la piqûre a été faite. Il ne se produit aucune réaction inflammatoire cutanée, ni sous-cutanée, ni veineuse. Le lendemain on peut recommencer au même endroit.

Il arrive quelquefois cependant qu'une minime parcelle de liquide passe dans les tissus pendant que l'aiguille les traverse pour aller jusqu'à la veine.

Il se produit alors, au point piqué, une légère induration, grosse comme une tête d'épingle, qui n'offre, du reste, aucun inconvénient. Quand on repique le lendemain exactement au même endroit, on éprouve une résistance un peu plus grande à faire pénétrer l'aiguille, résistance qui fait encore mieux ressortir la sensation spéciale dont nous avons déjà parlé.

La fièvre n'existe jamais lorsqu'on prend toutes les précautions d'asepsie voulues. Tout au plus, très rarement, existe-t-il une légère élévation de température passagère, le soir du jour où a été faite l'injection : elle peut être due à une légère réaction de l'organisme.

La salivation nous a paru également peu fréquente, et, quand elle existe, peu abondante, si on n'injecte que la dose ordinaire.

Quelques malades observateurs et intelligents signalent un goût métallique dans la bouche très peu de temps après l'injection (Voir l'observation de Baccelli). Ceux que nous avons eus à traiter ne nous ont fait aucune remarque à ce sujet.

La diarrhée se produit quelquefois, mais toujours nous sommes arrivé à la faire cesser en suspendant les injections pendant un ou deux jours et en administrant une potion astringente. Jamais du reste nous ne l'avons vue très abondante chez nos malades. Dans un cas même, on a pu injecter XXXVIII gouttes de solution de cyanure de mercure à 1 0/0, à doses progressivement croissantes, sans provoquer autre chose que trois ou quatre selles dans la journée suivante. Cette légère diarrhée céda quand on revint à la dose normale.

Chez un autre malade, nous en avons injecté XL gouttes plusieurs jours de suite sans provoquer aucun accident.

Les malades sont du reste plus ou moins sensibles au mercure : la même quantité ne produit pas chez les uns et les autres la même action sur l'appareil digestif.

Jamais nous n'avons observé de vertiges, de syncopes, de simples malaises même, après l'injection. Tout au plus certains malades éprouvent, disent-ils, une légère fatigue, un abattement qui les obligent à se coucher plus tôt. Le lendemain tout est fini.

Quant à l'albuminurie, jamais elle ne s'est produite.

Difficultés de l'injection. — On peut les classer sous deux chefs :

1° *Difficultés venant du malade.* — Certains malades ont les veines tellement fines qu'il est impossible de les voir ou de les sentir. C'est là l'exception. Parmi tous les syphilitiques qui sont passés à la consultation de l'Hôtel-Dieu de janvier à juin 1902, un seul, un homme, n'a pu subir le traitement par les injections intraveineuses pour cette raison.

Chez les femmes, et même chez les hommes qui ne se livrent pas à des travaux manuels fatigants, il peut arriver que les veines du pli du coude soient petites. Dans ces cas la technique est plus délicate, mais avec un peu d'habitude on arrive parfaitement à entrer du premier coup dans la veine.

Si les veines du bras, ne sont pas, ou difficilement accessibles, rien n'empêche, si le traitement paraît nécessaire, de prendre une veine de la jambe ou de la face dorsale du pied.

2º *Difficultésvenant de l'opération.* — Si l'on a soin de suivre exactement le manuel opératoire que nous avons exposé plus haut, on a de grandes chances de réussite. C'est surtout quand on a affaire a une veine fuyante, comme les veines de l'avant-bras, de la main ou du pied, que l'opérateur doit mettre toute son attention à la bien maintenir avec le pouce gauche, sinon elle se dérobera à la première pression de l'aiguille.

S'il traverse le vaisseau de part en part, il n'aura pas la sensation de liberté, sur laquelle nous insistons encore une fois, tant ce signe nous paraît important. La paroi postérieure peut être aussi simplement piquée sans être traversée : on sent alors que la pointe de l'aiguille est fixée à quelque chose, malgré la goutte de sang trompeuse qui peut venir à l'aspiration. Il suffit comme nous l'avons déjà dit, de retirer doucement l'aiguille pour la dégager. Pour éviter toutes ces difficultés, nous renvoyons au manuel opératoire.

CHAPITRE IV

Accidents. — Expériences sur les animaux.

Dès l'origine des injections intraveineuses, les médecins eurent peur d'accidents redoutables. Baccelli, dans
sa première observation, raconte les craintes de ceux qui
l'entouraient. Campana (*Riforma medica*, 3 juillet 1893),
ne reconnait pas aux injections intraveineuses de sublimé les avantages qu'on veut bien leur prêter, parce
que, dit-il, il est étrange d'injecter dans le sang une
substance qui le coagule. Jemma, sans affirmer précisé-
ment l'action nocive du sublimé introduit dans les veines,
manifeste ses craintes en disant que, *in vitro*, ce sel
coagule le sang. Pourquoi n'en serait-il pas de même
dans les vaisseaux ? Lœwin aurait vu une seule fois une
thrombose, mais, comme il ne donne aucun autre détail,
on est au moins en droit de douter. Ce qu'il y a de certain, c'est que le malade n'est pas mort, et Lœwin ne dit
pas qu'il ait été bien mal.

Cela ne l'a pas empêché, du reste, de pratiquer un
grand nombre d'injections. Kaposi, au Congrès de

Vienne (sept. 1894), condamne tout simplement la méthode, à cause de l'embolie qui peut se produire. Dinkler affirme, sans le prouver, le danger de la thrombose et de l'embolie.

A côté de tous ces noms, nous pourrions citer un grand nombre d'auteurs qui n'ont jamais observé le moindre accident. Citons Feliciani, Blaseko, Neumann, Lindstrœm, etc..., et enfin Chopping, en Angleterre, qui nous présente 84 malades soignés par les injections intraveineuses de cyanure de mercure, sans jamais avoir vu ni d'embolie ni de thrombose.

Qu'y a-t-il au fond de toutes ces affirmations ? On peut dire qu'elles sont toutes théoriques et toutes gratuites, car aucun auteur ne nous apporte de documents sérieux qui puissent prouver de graves accidents. Nous ne voulons pas dire cependant qu'il ne puisse pas s'en produire. nous affirmons seulement que jamais nous n'avons rencontré de cas d'embolie ou de thrombose.

Une embolie ne peut devenir dangereuse que par son infectiosité ou sa grosseur. Or, si l'injection est faite avec toutes les précautions d'antisepsie voulue, l'embolie ne pourra être qu'aseptique ; elle ne pourra déjà pas, alors même qu'elle se produirait, aller causer des lésions d'endocardite ou même infecter l'économie toute entière. Si elle est aseptique, et on peut y arriver ici, elle n'aura une action nocive que si elle est assez volumineuse pour oblitérer un rameau important d'une artère pulmonaire, et, par là, arrêter la circulation d'une grande partie du parenchyme pulmonaire, ou même de tout un poumon. Nous ne nions pas absolument, il est vrai, la possibilité de cet accident, mais nous pouvons dire que jamais nous ne l'avons observé, ni vu relater par les auteurs. De plus, le caillot formé dans les veines du pli du coude serait-il suffisamment gros pour produire de tels accidents ?

Quant à la thrombose elle-même, on peut bien dire que le danger n'en est pas plus grand ici que dans toute autre intervention intéressant les vaisseaux, par exemple lorsque les veines de la peau et des muscles sont coupées et liées.

Voyons maintenant les expériences qui ont été faites sur les animaux.

Baccelli, avant d'essayer sa méthode sur l'homme, a expérimenté sur les chiens : « Je fis, dit-il, une solution de 1 gramme de bichlorure de mercure et de 3 grammes de chlorure de sodium dans 100 grammes d'eau distillée, et, à doses croissantes, je l'injectai dans les veines de petits chiens du poids de 1 kilogramme 1/2 à 3 kilogrammes. J'essayai de pousser les doses jusqu'à 5 centigrammes et n'observai pas autre chose qu'une légère salivation et quelques frissons. Aucun animal ne succomba, ni ne présenta de symptômes d'embolie ou d'intoxication. Encouragé par ces résultats, je commençai à pratiquer les injections intraveineuses de sublimé, chez notre malade, avec la même solution. » Rien de plus net ici donc, en faveur de la méthode.

Ullmann (Société viennoise de dermatologie, 1894) a fait des injections intraveineuses avec différents sels mercuriels Quoique dans tous les cas la mort soit survenue rapidement, principalement avec le sublimé, l'autopsie a montré que chez la plupart des animaux il n'y avait pas de caillots. « On est donc obligé d'admettre, dit Ullmann, que le sublimé agit directement en paralysant la paroi vasculaire, qu'il provoque une espèce d'arrêt du cœur qui est la cause de la mort ; il pourrait en être de même chez un homme prédisposé. »

Uhma (*Archiv. für Dermatologie und syphilis*, 1894, t. xxix) rapporte ses expériences sur les lapins. « J'ai expérimenté, dit-il, d'abord sur les lapins. Dans une première série d'épreuves deux d'entre eux succombèrent trente heures après l'injection. Tous les deux étaient de très jeunes bêtes. Chez l'un, pesant 565 grammes, on injecta 0 gr. 001 milligramme de sublimé ; chez l'autre, du poids de 523 grammes on en injecta 0 gr. 003 milligrammes avec la seringue de Pravaz.

« Les animaux, très frais et très voraces d'ailleurs, eurent des vomissements dans la dernière heure de leur vie. A l'autopsie en dehors d'une petite thrombose de la veine injectée, on ne remarqua rien d'anormal.

« Aussi je considère que l'empoisonnement par le mercure a été la seule cause de la mort.

« A part ces deux cas les autres lapins ont fort bien supporté l'expérience. »

Uhma a alors essayé cette méthode, en premier lieu sur lui, et ensuite sur des malades d'hôpital. Il n'a jamais observé de symptômes menaçants à la suite des injections.

Kusel (Société de dermatologie et de vénéréologie de Moscou, 1895) a fait, sur la proposition du professeur Pospeloff, une série d'expériences sur des animaux afin de s'assurer de l'effet de ces injections sur l'état général et de savoir si le sublimé amène des altérations quelconques au point où il a été injecté

Après avoir mis à nu une veine superficielle du cou de l'animal (lapin de 1250 grammes), l'auteur y injectait un milligramme de sublimé (une seringue) ; les injections étaient répétées pendant un mois, tous les deux jours ; chez l'autre lapin (1450 grammes) on augmentait graduellement les doses jusqu'à 8 milligrammes. Aucune influence sur l'état général n'a été constatée ; les expériences terminées et les animaux tués, on ne trouva absolument aucune lésion chez le premier lapin ; chez le deuxième on trouva deux ou trois veinules oblitérées. L'auteur attribue ce fait soit à l'introduction maladroite de l'aiguille, soit à la périphlébite qui se développait parfois si la plaie cutanée ne se réunissait pas par première intention. Les expériences sur des chiens ont donné des résultats analogues. On a trouvé également deux ou trois veines des pattes oblitérées, oblitération qui serait due à l'abcès développé à ce niveau (l'animal arrachait parfois le pansement et la réunion ne se faisait pas), mais nullement à la concentration du liquide, car on n'a jamais trouvé de thrombi dans les veines du cou où l'on a injecté des solutions beaucoup plus fortes.

Revenons un peu maintenant sur toutes ces expériences.

Celles d'Ullmann sont nettement en faveur de l'innocuité des injections intraveineuses : jamais en effet il n'a trouvé de caillots dans les veines injectées. Si les ani-

maux sont morts, c'est probablement par intoxication ;
l'hypothèse paraît tout au moins vraisemblable.

Dans les expériences d'Uhma, on ne trouve que deux
fois un petit caillot au point injecté ; pas d'embolie, ni
dans le cœur, ni dans le poumon. Les vomissements qui
ont précédé la mort font penser encore ici à une intoxication, ce qui est du reste la conclusion de l'auteur. Les
doses de sublimé (1 milligramme et 3 milligrammes)
étaient assurément bien fortes pour de jeunes animaux
pesant respectivement 565 et 523 grammes. Baccelli en
effet, et les autres, pour un homme bien constitué, n'in-
jectaient pas plus de 1 à 5 milligrammes de sublimé.

Les expériences de Kusel ne prouvent pas davantage
que les précédentes la fréquence et le danger de l'embolie et de la thrombose. L'auteur en convient lui-même,
puisqu'il attribue l'oblitération des veines à la périphlébite
ou à l'introduction maladroite de l'aiguille. Les abcès
ne prouvent rien ici, puisque les animaux arrachaient
leur pansement : les plaies étaient infectées et c'est
vraisemblablement là la cause de la périphlébite et de
l'infection.

Un accident qui peut se produire dans l'injection intraveineuse, c'est l'exsudat périphérique autour de la veine
injectée. Voici comment ce phénomène se présente : peu
de temps, 24 heures environ après l'injection, la veine
devient dure, comme un tuyau de pipe, sur une étendue
de un centimètre ou deux. Elle est un peu douloureuse
au toucher, mais il n'y a aucune réaction inflammatoire,
les tissus présentent une coloration et un aspect normaux. Le mécanisme de cet accident, qui n'est pas grave

en soi, est bien simple : l'aiguille au lieu de pénétrer dans la veine a simplement pénétré dans la paroi antérieure, qu'elle a pu même traverser pour aller se ficher dans la paroi postérieure. Le sang vient à l'aspiration, comme il a déjà été dit, et l'opérateur pousse de confiance l'injection. qui au lieu de passer dans le sang, passe dans le tissu conjonctif périveineux ; ce tissu s'indure et forme une sorte de manchon autour du vaisseau. L'exsudat périphérique peut être tel qu'il obture complètement la veine, surtout l'orsqu'elle est fine : aussi c'est surtout chez les femmes que cet accident arrive. On peut, du reste, l'éviter en suivant exactement le manuel opératoire que nous avons tracé : il faut d'abord bien se rendre compte de la sensation de liberté, et, si la veine est trop petite pour que ce signe soit nettement perçu, se baser sur la quantité de sang qui vient à l'aspiration. Quand l'aiguille est bien dans la lumière de la veine le sang vient franchement, abondamment ; quand au contraire elle n'est que dans la paroi, il ne sort, pour ainsi dire, qu'à regret par un mince filet dont l'abondance et la vitesse sont beaucoup moindres ; il suffit d'avoir observé cela une fois pour s'en souvenir toujours.

Nous mentionnerons seulement, comme accidents, les abcès, les phlegmons. que l'on peut et que l'on doit éviter aujourd'hui par une antisepsie rigoureuse. Si quelques auteurs en ont observé, comme Stoukowenkoff par exemple. ils reconnaissent volontiers que la cause en était dans un défaut de technique. Jamais, pour notre part, chez les malades que nous avons traités, nous n'avons vu de complications de ce genre.

CHAPITRE V

Sels à employer. Doses. Durée du traitement
Elimination. Action sur le sang.

Le sel de mercure primitivement injecté dans les veines fut le sublimé. Baccelli se servait de la solution suivante :

Sublimé..................	1 gramme
Chlorure de sodium	3 —
Eau distillée.............	1000 —

Ce fut ce sel qu'employèrent presque tous les expérimentateurs, sauf Lane, Chopping et M. Abadie qui ont choisi le cyanure de mercure, et Stoukowenkoff qui avec le sublimé a employé le benzoate de mercure.

Les sels de mercure destinés aux injections intraveineuses doivent être solubles : on ne comprendrait pas, par exemple, l'injection de calomel, qui, lancé dans la circulation, irait certainement produire des accidents graves. Ce serait en quelque sorte un corps étranger promené par le sang.

On a fait au sublimé le reproche de coaguler le sang

in vitro, nous ne citerons pas de noms, nous les avons déjà indiqués dans la partie historique. Ce fut pour cette raison que beaucoup de médecins italiens, allemands et autrichiens repoussèrent la méthode de Baccelli. Leur raisonnement était simple : si le sublimé, *in vitro*, disaient-ils, coagule le sang, pourquoi ne se comporterait-il pas de la même façon dans l'économie ? L'argument ne manque certainement pas de valeur, mais on peut répondre que, malgré le grand nombre d'expériences faites sur les injections intraveineuses, personne n'a jamais observé d'accidents. D'autre part la quantité de sublimé injectée est tellement faible, en comparaison de la masse du sang, qu'il ne nous semble guère possible que la coagulation puisse se produire. Les faits sont venus confirmer cette hypothèse.

Quoi qu'il en soit, le sel que nous avons employé est le cyanure de mercure. C'est ce sel, comme nous l'avons dit, qu'ont choisi MM. Abadie, Lane et Chopping. On reconnaît généralement au cyanure de mercure une grande toxicité, mais, jusqu'ici, rien n'est venu confirmer cette assertion. Jamais, pour notre part, nous n'avons observé d'intoxication. La solution dans l'eau est neutre ou légèrement alcaline : elle ne coagule pas l'albumine (Thèse de Muller). Ce sel est donc pour cette seule raison, préférable au sublimé, qui, lui, la coagule. Avec le cyanure il y a, par ce fait, encore beaucoup moins de chances de thrombose ou d'embolie.

Le cyanure de mercure a été employé d'abord en Angleterre par Cullingworth, en 1874, qui l'administrait sous la peau, puis par Mandelbaum en 1878, par Güntz en 1880. M. Galezowski, en 1882, l'étudia le premier en France. Prockoroff en Russie (1885), Boer (1890) à Berlin, Chibret en 1893, Darier en 1884, M. Berger en 1896 l'employèrent successivement en injections sous-cutanées.

Ce fut M. Abadie qui, le premier, en 1895 préconisa l'injection intraveineuse de cyanure de mercure. Voici la solution qu'il emploie et qui est également celle dont nous nous sommes servi :

> Cyanure de mercure...   1 gramme.
> Eau distillée......... 100 grammes.

Il est inutile ici d'ajouter de la cocaïne, comme dans les injections hypodermiques, puisque la douleur est nulle. Il y a même cet avantage : lorsque l'aiguille n'est pas dans la veine et que l'opérateur essaie de pousser l'injection, la douleur perçue par le malade est pour lui un indice de plus pour lui montrer qu'il n'est pas dans la bonne voie.

La dose et la répétition des injections varient suivant la gravité des cas et la réaction des malades. Nous employons ordinairement 1 centimètre cube de la solution précédente, répété tous les deux jours pour les cas ordinaires. Quand tout danger de récidive est écarté, on peut mettre entre les piqûres un intervalle un peu plus long, deux ou trois jours par exemple. Dans les cas pressants au contraire (céphalée, gomme déjà un peu avancée, myélite, etc...) on peut en faire tous les jours. Il faut aussi observer les réactions que peuvent présenter les malades (diarrhée, salivation), et espacer les injections ou même les supprimer momentanément, si ces symptômes paraissent se manifester.

Quant à la dose de sublimé, nous n'avons sur ce sujet aucune expérience ; d'après ceux qui l'ont employée, elle doit être moindre. On n'en a guère injecté plus de 5 milligrammes au maximum, et encore observait-on assez souvent de la salivation.

On peut expliquer assez facilement cette tolérance moindre du sublimé par l'organisme. On peut admettre, en effet, que la partie active dans les sels de mercure c'est le mercure lui-même. Or, le sublimé contient 74 pour 100 de mercure métallique, tandis que le cyanure n'en contient que 43 pour 100. On voit donc qu'en réalité la dose de métal injectée dans 5 milligr. de sublimé et dans 1 centigr. de cyanure est sensiblement la même.

Le benzoate de mercure a été employé par M. Stoukowenkoff. De même que le cyanure, il ne coagule pas l'albumine. Il contient 49 pour 100 de mercure. Nous ne l'avons pas expérimenté.

La durée du traitement est assez variable, suivant les cas et suivant les doses injectées. Il nous est impossible de donner à ce sujet des règles fixes. Dans certains cas, 10 injections suffisent. Dans d'autres cas, on en a employé jusqu'à 57 et plus (Chopping). Il faut traiter le malad· jusqu'à complète guérison et même continuer quelque temps après la disparition des accidents.

En général, nous faisons de 15 à 30 injections répétées tous les jours ou tous les deux jours. Chopping, sur 84 observations, donne une moyenne de 23,2 jours de traitement. Féliciani donne 17 à 31 jours avec 15 à 21 injections. Nous verrons bientôt du reste combien la durée du traitement est variable. Qu'il nous suffise de dire pour l'instant que des accidents, ayant résisté à toutes les médications,ont été guéris par deux injections et même par une seule.

Stoukowenkoff a recherché la dose totale à employer pour une cure, la rapidité de l'effet, la dose moyenne de chaque séance. Il a publié dans *Meditzinskoe Obozrenie* (1895) un long article assez confus dont voici les conclusions :

« La quantité de mercure introduite dans le sang et l'intensité de son introduction sont les deux éléments principaux qui rendent compte des résultats obtenus par la thérapeutique mercurielle.

1º La rapidité de l'effet thérapeutique du mercure est directement proportionnelle à la dose journalière et en rapport inverse avec le temps employé.

2º La dose de mercure employée par jour est inversement proportionnelle à la quantité totale de mercure nécessaire pour le traitement et à la durée de ce dernier.

3º La dose moyenne de mercure introduite dans le sang à chaque séance doit, pour donner des effets rapides, être d'environ 10 milligr. (dose pharmacologique). Des quantités inférieures ou minimales (1 milligr.) produisent un effet beaucoup moindre, ou bien agissent beaucoup plus lentement, ou enfin n'agissent pas du tout.

4º La quantité maximale de mercure métallique injecté

dans les veines ne doit pas, pour une période de traitement, dépasser en moyenne 260 milligrammes.

5° Contrairement à l'avis de Baccelli, la quantité de
mercure nécessaire pour obtenir un effet thérapeutique
n'est pas moindre avec l'introduction intraveineuse,
qu'avec les injections sous-cutanées d'un sel de mercure
qui ne coagule pas l'albumine.

6° Il n'est pas démontré que le sublimé soit le sel le
meilleur pour les injections intraveineuses : on trouvera
peut-être d'autres sels qui conviendront mieux. »

Nous ne commenterons pas ces conclusions, nous nous
contentons de les exposer. L'avenir nous apprendra ce
qu'il faut en penser.

Elimination du mercure. — Une heure après
l'injection, suivant Blaschko, l'urine élimine déjà du mercure ; elle en renferme le plus au bout de 3 heures à
6 heures. Quatorze jours après une cure d'injections intraveineuses, il n'y a plus de mercure dans l'urine, pendant que ce métal circule encore des semaines ou des
mois avec les autres méthodes. C'est également l'opinion
de Dinkler qui se base là-dessus pour dire que la méthode
expose à des récidives. Nous verrons bientôt ce qu'il faut
en penser.

M. Koudich s'est livré, dans le service de M. Stoukowenkoff, à l'examen de 500 urines de malades traités
par les injections intraveineuses de sublimé. Voici les
conclusions auxquelles arrive l'auteur :

Après injection de 3/4 de milligramme de mercure on
trouve dans l'urine 1/50 à 1/30 de milligramme du sel injecté; il ne se trouve plus dans l'urine du second jour. Si

on en introduit à la fois une quantité assez considérable, on en retrouve aussi une plus grande quantité dans les urines ; après injection de 5 milligrammes de mercure. on en trouve dans l'urine 1/7 de milligramme ; le mercure continue en outre à s'éliminer pendant 3 ou 4 jours. Si on injecte une quantité de mercure pendant un temps donné, l'élimination n'est pas directement proportionnelle à la quantité de sel introduit.

En faisant les injections avec intervalle de quelques jours, la quantité de mercure éliminée est moindre que si la même quantité de mercure avait été injectée d'une façon suivie, sans intervalle, ou bien à des intervalles moins longs. Ainsi, si l'on injecte par exemple 60 à 90 milligrammes de mercure en 16 ou 20 jours et en 10 ou 12 séances, on en trouve dans l'urine 1 à 1 milligramme 1/3 ; tandis que, si on laisse des intervalles plus longs entre les séances, l'urine ne contient que 3/8 de milligramme. On peut donc dire que, *plus la quantité de mercure introduite dans l'unité de temps est grande, plus est grande son élimination*, c'est-à-dire que, l'élimination est proportionnelle, quoique non géométriquement, à l'introduction. Si la quantité injectée est assez élevée, l'élimination se fait pendant plusieurs jours ; avec 169 milligrammes le mercure se retrouve encore dans l'urine au bout de 10 jours. La quantité du mercure éliminé peut varier selon les sujets, la quantité injectée étant la même.

La gingivite ne s'observait le plus souvent que chez les malades dont l'urine contenait 1 1/2 à 2 milligrammes de mercure, quoique, dans d'autres cas, elle coïncidait avec 3/5 de milligramme éliminé ; d'autres fois il n'y avait pas de gingivite malgré l'injection de 270 à 275 milligrammes, et l'urine en contenait plus de 2 milligrammes. D'une façon générale il y avait plus de mercure dans les urines des malades à gingivite que chez ceux qui n'en avaient pas et qui avaient reçu la même quantité de mercure.

Si l'on compare l'élimination du mercure, introduit par voie intraveineuse, à celle du mercure employé sous toute autre forme, on voit qu'à quantité égale, l'élimination est plus intense dans l'injection intraveineuse que dans l'introduction hypodermique ; d'autre part, elle est aussi plus rapide dans le premier cas que dans le second. C'est ainsi que de faibles quantités de mercure, introduites par voie hypodermique, s'éliminent, d'après Borovsky, pendant 7 à 10 jours, tandis que la même quantité injectée dans les veines est complètement éliminée en 1 ou 2 jours. Une quantité considérable de sublimé introduite dans les veines ne laisse passer, au bout de 15 jours à 1 mois, que des quantités aussi faibles que celles qu'on y retrouve plusieurs mois après l'introduction de la même quantité de sublimé sous la peau.

On peut donc dire, en définitive, que l'injection intraveineuse est la forme d'introduction pendant laquelle le mercure s'élimine le plus rapidement et le plus abondamment.

Action sur le sang. — 1° *In vitro.* — Fiocco a étudié l'action du sublimé sur le sang, *in vitro*, par la méthode de Hamburger-Mosso, en versant du sang de bœuf dans des éprouvettes contenant du sublimé à titre variable, puis les laissant reposer pendant plusieurs heures, et les examinant au point de vue de leur coloration, de l'état des globules et du coagulum, comparativement à du sang soumis à l'action du chlorure de sodium. Il a pu constater que le sublimé exerce une forte action hémolytique sur le sang lorsqu'il se trouve en solutions variant de 1/12.000° à 1/54.000°. Avec les solutions contenant moins de 1/54.000° de sublimé, le pouvoir destructeur va en diminuant, et cesse pour les solutions renfermant moins de 1/70.000°. Avec les solutions renfermant un peu plus de 1/30.000°, on commence à constater la coagulation, ou plutôt la fixation du protoplasma cellulaire qui commence par se manifester sur quelques globules avant de porter sur tous les globules rouges. Avec les solutions qui atteignent 1/1500° et 1/3000° le plasma sanguin se coagule fortement, ce qui indique qu'on doit craindre la production de thromboses lorsqu'on injecte dans les veines des solutions de cette concentration.

2° *Dans les veines.* — Lindstrœm (*Presse médicale* du 18 mai 1898) a étudié cette question.

L'introduction du mercure dans le sang produit, dès le début, une influence salutaire, manifeste et rapide sur la composition du sang ; cette amélioration ne persiste pas au fur et à mesure qu'on multiplie les injections.

Des doses très minimes, trop faibles pour avoir un effet thérapeutique sensible, ont pourtant une influence salutaire sur la composition du sang : augmentation parallèle des globules rouges et de l'hémoglobine, diminution du nombre des globules blancs ou ralentissement de leur accroissement ; cette influence se traduit assez brusquement, même après la première injection, et va en augmentant progressivement.

Des doses très fortes, au-delà de 14 à 15 centigrammes de sublimé, provoquent un certain degré d'intoxication, se traduisant par la diminution des globules rouges et de l'oxyhémoglobine, et par l'augmentation des globules blancs.

En continuant l'introduction du mercure dans le sang après la disparition des accidents spécifiques, cet effet toxique s'accentue et produit une sorte d'anémie hydrargyrique, qui persiste plus ou moins longtemps après cessation des injections. Avec le benzoate de mercure, l'intoxication commence avec 77 milligrammes.

CHAPITRE VI

Comparaison avec les autres méthodes.
Avantages.

Nous allons passer rapidement en revue les principales méthodes et leurs inconvénients ; nous indiquerons ensuite les avantages des injections intraveineuses.

La plus ancienne méthode employée est celle des frictions. C'est une méthode difficile à faire accepter aux malades, et, comme le dit le professeur Fournier, elle constitue un traitement sale et répugnant,

Elle cause très souvent de la stomatite et des exanthèmes ; c'est de plus un traitement qu'on ne peut pas doser et qui agit d'une façon très inégale suivant qu'il est plus ou moins bien fait.

La méthode la plus courante est, sans contredit, la médication interne. Le sublimé, sous forme de liqueur de Van Swieten, est en général mal supporté par l'estomac ; les pilules de Dupuytren, toutefois, le sont mieux. Un seul avantage est concédé au sublimé, il ne provoque pas de stomatite. Le protoiodure (pilules de Ricord) est irritant pour la bouche, mais au contraire assez bien supporté par l'estomac. La méthode buccale est donc nuisible chez les sujets dont le tube digestif fonctionne mal, chez les gens dont l'estomac montre pour le mercure une invincible intolérance, chez les cachectiques qui assimilent toujours mal. Enfin la méthode stomacale est impuissante parfois à conjurer les dangers qui menacent le malade, lorsqu'il est atteint d'accidents graves.

Nous signalons ces inconvénients, non pas pour proscrire absolument le traitement interne, qui est commode pour le malade et agit très souvent d'une façon assez active lorsqu'on a affaire à des cas bénins ou moyens de syphilis, mais uniquement pour mettre le médecin en garde contre une trop grande confiance dans cette méthode. Nous avons souvent continué la cure d'injections par ce traitement, qui, surveillé et administré avec discernement, produit d'excellents effets.

Les injections hypodermiques de mercure peuvent être faites avec des sels insolubles ou des sels solubles.

La méthode des injections insolubles fut créée, en 1861, par le professeur Scarenzio, de Pavie, qui a employé le calomel et lui est resté fidèle. Ses principaux inconvénients sont les suivants :

1° Le calomel est de tous les sels mercuriels le plus douloureux, le plus irritant, le moins toléré, c'est enfin celui qui expose le plus aux réactions inflammatoires.

2° Il est une grande cause de nodi. A la suite de l'injection il se produit une petite tumeur sous-cutanée facilement perceptible au toucher et grosse comme une noisette ordinaire. Cet accident est presque inévitable.

3° Il arrive parfois que le nodus se termine par un abcès, dont on ne connaît pas exactement les causes et la pathogénie, mais qui n'en existe pas moins. L'antisepsie la plus rigoureuse est impuissante à conjurer ces abcès.

4° Il se produit assez souvent une stomatite qui peut être fort grave.

5° Il est impossible, avec les injections de calomel, de doser la quantité de mercure qui passe dans l'organisme. Le sel reste un temps quelquefois très long sous la peau, et on ne sait quelle en est la quantité absorbée par jour.

Les injections hypodermiques, intramusculaires, de sels solubles produisent également des indurations très longues à passer et sont loin d'être indolores. Nous avons employé quelquefois l'hermophényl (1) en injections intramusculaires ; ce composé ne doit causer théoriquement aucune nodosité ; le résultat n'a pas toujours répondu à l'attente : dans un cas, entre autres, après une injection dans les muscles de l'épaule, la région était encore empâtée, indurée un mois après.

Quels sont maintenant les avantages des injections intraveineuses sur ces différentes méthodes ?

1° *Les injections intraveineuses sont complètement indolores.* — C'est là une qualité qu'apprécient fort les malades : ils peuvent, comme d'habitude, vaquer à leurs occupations, sans être constamment ennuyés par une douleur vive, comme celle que produisent souvent les

(1) L'hermophényl est du mercure-phénol-disulfonate de sodium.

injections ordinaires, même celles contenant de la cocaïne. Ils se soumettent beaucoup plus volontiers au
traitement, c'est là une grande question pour des gens
qui ne se rendent pas compte la plupart du temps de la
gravité de leur mal.

2° *Il ne reste pas de nodosité.*—L'injection ne laisse aucune trace : tout est emporté par le courant sanguin, au
fur et à mesure que le liquide pénètre dans la veine, et
les tissus ne produisent aucune réaction. Il n'y a qu'à
voir les bras des malades qui restent les mêmes, aussi
intacts, du premier au dernier jour de la cure. Dans un
cas nous avons fait 23 injections au même bras, dans la
même veine, au même endroit presque, sans voir se produire la moindre induration. Ces nodi, les malades les
redoutent, car ils restent longtemps douloureux, et
mettent encore plus longtemps à disparaître.

3° *Action plus rapide et plus sûre.* — C'est ce qu'ont
constaté la plupart des expérimentateurs. L'absorption
est beaucoup plus rapide qu'avec n'importe quel autre
mode de traitement : c'est naturel, puisque le mercure
passe immédiatement dans le sang et va aussitôt agir
sur le poison spécifique. Dans les autres méthodes, surtout la méthode interne, le médicament subit d'assez
longues transformations avant d'aller au contact du globule sanguin ; aussi, quand on a affaire à une gomme,
à un processus rapidement envahissant, la médication
ordinaire agit-elle souvent quand le mal est fait. Les
injections intraveineuses, au contraire agissent aussitôt,
souvent dès la première injection : nos observations sont
là pour en faire foi.

Nous avons eu occasion de voir un malade (observation IV) atteint de syphilis laryngée et de céphalée. On commença par le mettre au traitement interne (pilules et iodure), puis on lui fit des injections d'huile biiodurée. Ces traitements n'agissaient pas, on le mit aux injections intramusculaires de calomel, tous les huit jours, pendant plusieurs mois. L'extinction de voix s'était progressivement atténuée, lorsque le malade, fatigué d'un traitement si long et si douloureux, vint à la consultation de l'Hôtel-Dieu, mais la céphalée n'avait pas cédé. On le met aux injections intraveineuses de cyanure de mercure et après deux piqûres, la céphalée, qui était intolérable, disparaît complètement. On lui fait une série d'injections et depuis plus de deux mois, le malade n'a plus ressenti aucun trouble.

Autre exemple : un malade (observ. VIII) atteint d'hémiplégie et de gomme de la langue avait été traité par l'iodure de potassium, pendant 3 mois, auquel on associa bientôt les piqûres intramusculaires de cyanure de mercure, qu'on lui fit au nombre de 55. Rien n'y fit : la gomme même était apparue pendant la dernière série d'injections.

Au bout de quatre injections intraveineuses, la gêne de la mastication et des mouvements commençait à disparaître. On lui fit la cure d'injections et trois mois après, la langue était normale, les mouvements complètement revenus.

Ces deux exemples suffisent à montrer que les injections intraveineuses réussissent dans des cas où nul autre traitement n'agit.

4° *Dose moindre de mercure et absence d'accidents d'hydrargyrisme.* — La dose de mercure employée dans les traitements ordinaires est formidable, comparée à celle des injections intraveineuses. Les pilules de Dupuytren, par exemple, contiennent chacune 1 centigr. de sublimé et on en donne deux par jour en général, tandis que le sublimé injecté dans les veines est administré à la dose journalière de 0,005 milligr. Le rapport exprimé en milligrammes est donc celui-ci : $\dfrac{5}{20}$ ou $\dfrac{1}{4}$

De même, le protoiodure qui contient 61 0/0 de mercure est donné couramment à la dose de 0 gr. 10 par jour, dose de mercure encore plus considérable que la précédente. On comprend facilement que tout ce mercure s'accumulant dans l'organisme, puisse produire des accidents d'hydrargyrisme, particulièrement du côté du tube digestif, accidents beaucoup moins à craindre, ou en tout cas beaucoup moins graves quand ils existent, avec la méthode de Baccelli.

5° *On peut doser exactement la quantité de mercure donné*, et par là même diriger le traitement avec beaucoup plus de sûreté. On ne connaît pas les lois qui régissent le passage dans la circulation du mercure administré par la voie buccale et sous la peau, le temps nécessaire à l'absorption totale par exemple, chose que l'on sait bien ici, puisque le médicament est mis directement en contact avec le milieu sanguin ; il agit donc immédiatement.

6° *Les injections peuvent être répétées plus souvent* que les injections hypodermiques et intramusculaires, à cause de leur indolence, du moindre danger d'intoxication, de la plus faible quantité de mercure administrée chaque fois et enfin de sa plus grande élimination.

Les injections intraveineuses agissent fort bien à doses minimes, comme nous l'avons dit, mais dans les cas très pressants, on peut employer les doses fortes : on produit ainsi le maximum d'effet. Dans un cas (obs. XIV) nous avons pu administrer plusieurs jours de suite 2 cc. de la solution de cyanure à 1 0/0. Il n'y a eu aucun accident. Le malade, qui était atteint de syphilis médullaire, a été rapidement guéri.

CHAPITRE VII

La méthode empêche-t-elle les récidives ?
Indications, contre-indications.
Résultats.

Les injections intraveineuses empêchent-elles les récidives ?

Plusieurs auteurs, se basant sur la rapidité de l'élimination, prétendent que, le mercure restant moins de temps dans l'organisme avec cette méthode qu'avec les autres, les effets du traitement sont peu durables. C'est l'avis de Blaschko et de Dinkler qui s'exprime ainsi : « L'immunité donnée par un traitement intraveineux contre une nouvelle attaque du processus syphilitique ne dure que peu de temps ; déjà, après un à trois mois, il y a eu des récidives graves dans trois cas ; trois autres cas sont restés sans récidives ; il est vrai que dans un de ces trois derniers cas on a joint le traitement des frictions ; trois cas enfin n'ont pas été suivis. En somme, il est infiniment probable que le danger d'une récidive est plus à redouter avec la méthode de Baccelli, qu'avec celle des frictions. Blaschko a fait la même observation. L'action ne dure pas, la raison en est très probablement dans l'élimination extraordinairement rapide du mercure. D'après Blaschko, déjà quatorze jours après une cure d'injections intraveineuses, il n'y a plus de mercure dans l'urine....»

M. Jules Renault n'est pas de cet avis : il a traité par les injections intraveineuses un certain nombre de malades, sans voir réapparaitre les accidents. On peut voir également, dans nos observations (voir, entre autres, observation II), que, dans les cas où il y a récidive, les malades n'avaient pas suivi un traitement suffisant ; ils s'y étaient soustraits, croyant en avoir fini avec la maladie. Des récidives de ce genre peuvent arriver avec n'importe quel mode d'administration du mercure. Quand, au contraire, la cure a été faite d'une façon parfaite, sans interruption, et pendant un certain temps après la disparition des accidents, nous n'avons pas eu occasion de voir de rechutes.

Blaschko et Dinkler, donc, disent que, quatorze jours après une cure d'injections, il n'y a plus de mercure dans l'organisme. Mais ce qu'ils ne disent pas, c'est que ce mercure, avant de s'éliminer, a pu imprimer au sang et aux différents milieux où il a circulé, des modifications qui lui permettent de combattre le virus syphilitique. Lindstrœm, par exemple, a remarqué que des doses minimes de mercure font augmenter le nombre des globules rouges et de l'hémoglobine, et diminuer l'accroissement des globules blancs. Qui nous dit qu'il n'y a pas encore d'autres modifications, persistant longtemps après le traitement ? Evidemment nous sommes là un peu dans le domaine de l'hypothèse, mais cette hypothèse est au moins vraisemblable. On peut citer à l'appui ce qui se passe dans d'autres maladies ; dans la fièvre typhoïde, par exemple, la réaction agglutinante s'observe long-temps après la fin'de la maladie, alors qu'on ne trouve plus de bacilles d'Eberth dans l'organisme. Autre cas : dans certains empoisonnements foudroyants, on né peut retrouver trace du poison dans le corps, ni modification quelconque dans les éléments anatomiques, et cependant il en existe puisque l'absorption de ce poison a provoqué la mort. On peut donc dire que nos moyens d'investiga-tions actuels sont encore trop imparfaits pour nous per-mettre de voir des phénomènes que notre raison prévoit.

Faut-il associer les iodures aux injections intraveineu-ses ? Nous ne pensons pas que cette pratique ait des inconvénients. Elle a été employée dans un cas sans observer d'accident (voir obs. II) ; le résultat d'ailleurs a été bon. Il est inutile de dire que, si on veut administrer en même temps l'iodure de potassium, il ne faut le faire que dans les accidents tertiaires.

Est-il nécessaire d'employer l'iodure ? Non, certaine-ment. Beaucoup de nos malades ont été traités pour des accidents tertiaires avec les seules injections. Le résultat a toujours été excellent. La céphalée, entre autres, a toujours cédé aux seules piqûres.

Peut-être serait-il utile d'administrer concurremment les iodures, mais les expériences qui ont été faites jus-qu'ici sont insuffisantes pour pouvoir l'affirmer.

Indications et contre-indications.

Les contre-indications sont pour ainsi dire nulles. Le seul empêchement qu'il pourrait y avoir serait l'impossibilité de piquer les veines ; si elles ne sont pas perceptibles, il est bien certain que la méthode ne pourra être appliquée ; force sera de recourir à un autre traitement.

Les injections intraveineuses réussissent dans toutes les formes et à toutes les périodes de la syphilis. Nous n'avons pas eu l'occasion de les expérimenter sur le chancre et la roséole, mais Chopping a publié (*The Lancet*, 1899) un tableau très détaillé de 81 cas de syphilis qu'il a traités par les injections de cyanure de mercure ; ce sont pour la plupart des accidents primaires et secondaires ; comme il nous est impossible de publier ici le tableau tout entier, à cause de son étendue, nous mentionnerons seulement à la fin de nos observations les cas les plus intéressants. Chopping considère l'injection intraveineuse comme de beaucoup supérieure aux autres traitements.

Dans un cas personnel (voir observ. XIII), une éruption papuleuse secondaire a été guérie en moins de temps qu'avec les méthodes ordinaires. Ces éruptions durent en moyenne six semaines avec les autres traitements ; on voit ici les papules s'affaisser complètement au bout de vingt-deux jours.

Les injections intraveineuses cependant ne doivent pas être le traitement ordinaire des accidents primaires et secondaires : ils cèdent en général aux autres modes d'administration du mercure. Il faut, autant que possible, les réserver pour les chancres phagédéniques, les syphilis ulcéreuses graves, les syphilis précoces du système nerveux, enfin pour les cas où, dès le début, la maladie se montre avec des symptômes menaçants.

C'est dans la syphilis tertiaire que les injections intra-veineuses trouvent leur véritable indication : elles sont incomparablement supérieures aux autres méthodes. On est souvent ici en présence d'accidents graves qui nécessitent une intervention rapide ; or, comme nous l'avons dit, l'injection dans les veines est le traitement rapide et actif par excellence.

M. Abadie, qui a le grand mérite d'avoir employé le premier cette méthode en France,, et même qui, sans rien publier, faisait avant Baccelli des injections intra-veineuses, a obtenu des résultats remarquables dans la syphilis oculaire. Il a relaté, à la séance du 27 février 1896 de la Société française de dermatologie et de syphiligraphie, les deux cas suivants :

« Un enfant de douze ans, guéri auparavant d'une kératite parenchymateuse spécifique héréditaire, fut atteint de surdité quelques mois après. Cette surdité qui précède, accompagne ou suit la kératite parenchymateuse, reconnaît la même origine, mais elle est ordinairement incurable. Jusqu'ici, toutes les fois que j'ai rencontré, ce qui n'est pas très rare, une kératite parenchymateuse spécifique, accompagnée d'otite interne également spécifique, j'ai bien guéri, comme tout le monde, par les injections sous-cutanées hydrargyriques, l'affection oculaire ; mais je n'étais jamais parvenu à modifier la lésion de l'oreille interne et à prévenir ou guérir la surdité. Aussi chez l'enfant dont je parle, c'est sans grande conviction et sur les instances de sa mère émerveillée du résultat obtenu pour les yeux, que j'ai essayé de faire, non plus des injections sous-cutanées, mais des injections intraveineuses de cyanure d'hydrargyre. Ces injections furent d'une exécution difficile, car le réseau veineux superficiel du bras était peu développé; néanmoins avec beaucoup d'attention et de précaution on y parvint. A la douzième injection, le petit malade commença à entendre, et au bout de vingt injections l'ouïe était en grande partie revenue.

« Je soigne aussi en ce moment, un peu malgré moi comme on va le voir, un malade âgé de 35 ans, atteint de syphilis spinale. Il a contracté la syphilis il y a douze ans. Je l'avais guéri il y a six ans, par des injections sous-cutanées, d'une iritis spécifique grave, lorsqu'il y a deux ans il fut pris de douleurs dans les membres inférieurs avec parésie, impuissance génitale absolue. Il consulta la plupart des syphiligraphes connus de Paris, qui le soumirent à l'iodure de potassium à haute dose et aux frictions mercurielles. Il ne retira aucun bénéfice appréciable de ces médications. C'est alors qu'il me pria de lui faire des injections sous-cutanées, qui lui avaient si bien réussi pour son affection oculaire. Les injections sous-cutanées l'améliorèrent un peu, mais sans le guérir. En présence de ces résultats négatifs, je me suis décidé à lui faire des injections intraveineuses, qui seules ont fait disparaître l'impuissance génitale et les troubles sensitifs et moteurs des membres inférieurs. » Et M. Abadie ajoute: « De même les injections intraveineuses sont à placer en première ligne dans le traitement de la syphilis sénile, j'entends par là celle contractée à un âge avancé. Elle est toujours très grave et se laisse modifier fort peu par les pilules et les frictions, l'iodure de potassium, etc... Les lésions des membranes profondes de l'œil, si tenaces en pareil cas, ne cèdent souvent qu'à l'emploi des injections intraveineuses qui ont de plus l'avantage de fatiguer moins le malade que tout autre traitement. »

La syphilis du système nerveux et la céphalée paraissent céder plus rapidement que les autres accidents aux injections intraveineuses. Les observations de Baccelli et de Bruni en sont des exemples remarquables. (Voir ces observations). Parmi les malades que nous avons traités à l'Hôtel-Dieu, nous avons également plusieurs cas de ce genre, dont plusieurs montrent bien, ainsi que nous l'avons dit, la supériorité des injections intraveineuses sur les autres méthodes.

Dans l'observation VII, nous voyons un malade atteint de syphilis médullaire. On commença par lui faire 37 injections d'huile biiodurée avec assez de succès ; il se produisit une amélioration notable. Le traitement fut interrompu, et un mois après cette interruption la douleur vertébrale et tous les autres symptômes réapparaisent. On le remet aux piqûres intramusculaires de biiodure, qu'on lui fit au nombre de 15, mais cette fois sans aucun succès : les symptômes ne faisaient que s'aggraver. C'est alors qu'on le mit aux injections intraveineuses. Au bout de 25 jours environ, les symptômes qui étaient pourtant menaçants, disparurent. Plus de douleur vertébrale, plus de troubles des mouvements, plus de douleurs spontanées dans les membres inférieurs.

Un autre malade (observ. XVII), également atteint de

syphilis médullaire, a été complétement guéri par 15 jours de traitement. Tandis qu'il ne pouvait marcher dix minutes sans se reposer, il peut faire actuellement sans fatigue des courses de plus de deux heures.

La céphalée cède à ce traitement d'une façon particulièrement remarquable. Un grand nombre de nos observations en font foi.

L'observation V nous montre un malade que 2 injections ont complétement débarrassé d'une céphalée qui ne lui laissait aucun repos la nuit.

Dans l'observation VI nous en voyons un autre qui souffrait atrocement depuis deux mois d'une céphalée rebelle. On commence par lui faire des injections intraveineuses d'hermophényl, qu'on remplace bientôt par le cyanure de mercure, le premier n'agissant guère. Le lendemain de la première piqûre de cyanure, le malade revient en nous disant que sa guérison tenait du miracle : il avait parfaitement dormi. Depuis il n'a pas eu de récidive.

L'observation IX nous montre un autre malade dont la céphalée n'a cédé également qu'aux injections intraveineuses.

Un malade (observ. XIV), ayant un chancre à la verge avait, depuis son apparition, des maux de tête qui le privaient de sommeil. Une seule injection les a fait disparaître.

Un autre (observ. XII) était atteint depuis 6 ans de céphalée spécifique. Trois injections intraveineuses à deux jours d'intervalle les unes des autres, ont suffi à l'en débarrasser.

Nous pourrions citer encore d'autres cas.

En présence de cas semblables, le devoir du médecin, c'est notre conviction, est de rendre le plus rapidement possible la tranquillité au malade : or, le traitement intraveineux agit merveilleusement.

Chez un autre malade (obs. XV) nous vons pu voir une néphrite spécifique s'améliorer considérablement sous l'influence du traitement : l'albumine, après la cure d'injections, avait presque totalement disparu.

Un tabétique (obs. XVI), que nous n'avons malheureusement pas pu suivre bien lon' mps, avait des douleurs en ceinture et fulgura' ai ne lui laissaient aucun repos. Au bout de la s ptième injection tous les troubles s'étaient envolés comme par enchantement : le malade se trouvait si bien que, malgré la demande qui lui en avait été faite, il n'est plus revenu à l'hôpital, se croyant guéri pour toujours.

L'avenir étendra peut-être le champ d'application des injections intraveineuses. Elles pourront être essayées dans la paralysie générale, le tabes, l'anévrysme aortique.

M. Abadie, à qui nous sommes très reconnaissant d'avoir bien voulu nous donner son opinion, est d'avis d'étendre le plus possible les applications de la méthode. Certaines affections cardiaques, chez les syphilitiques, seraient peut être, d'après lui, améliorées par ce traitement. En présence des résultats remarquables qu'il a obtenus en thérapeutique oculaire, il dit : « Ces faits prouvent combien nous devons être réservés dans l'emploi de l'épithète de parasyphilitique qu'on a de la tendance à appliquer à toute lésion soupçonnée de nature syphilitique qui résiste au traitement ordinaire. Il est clair, en effet, d'après ce qui précède qu'une manifestation dite parasyphilitique ne l'est, pour ainsi dire, que vis-à-vis de certains traitements, et non d'une façon absolue. »

Les affections para-syphilitiques, sur lesquelles les traitements ordinaires n'ont pas ou peu d'effets seront peut-être améliorées par les injections intra-veineuses : l'avenir nous l'apprendra.

Puissions-nous, dans tous les cas, avoir contribué dans une faible mesure à combattre le mal qui ravage notre époque !

OBSERVATIONS

OBSERVATION I

(Voir observation de Baccelli, dans l'historique.)

OBSERVATION II

F... a eu son accident primitif il y a une dizaine d'années.
Aussitôt après se montrent des plaques muqueuses dans la
bouche et sur la verge. Il se soigne pendant six mois. Durant
les sept années qui suivent, plusieurs plaques muqueuses iso-
lées apparaissent, sans que le malade songe à suivre un traitement. Il y a 3 ans il est soigné pour iritis et otite.

Il se présente le 21 janvier à l'Hôtel-Dieu avec une gomme
du voile du palais. Le voile est rouge et très tendu, au point
qu'une perforation immédiate est à craindre. De chaque côté
du raphé sont situées deux nodosités de 1 centimètre de diamètre, dures et douloureuses à la palpation. La voix est nasonnée,
la déglutition gênée. Pas de douleur spontanée.

Le 21 janvier, une injection intramusculaire de 4 milligrammes de biiodure lui est faite, puis les injections intraveineuses de cyanure de mercure (1 centimètre cube de la solution
à 1 %) sont instituées et continuées les 22, 23, 25, 27, 29, 31
janvier, les 3 et 5 février.

L'amélioration se produit dès les premières injections ; la

tumeur devient moins tendue, la rougeur diminue, les nodosités deviennent moins sensibles et moins grosses à la palpation.
Le 5 février le voile du palais est normal comme coloration et
comme aspect ; on peut percevoir cependant à droite une nodosité persistante, de la grosseur d'un pois.

Le malade se croit guéri et ne revient à l'hôpital que le 4
mars. La gomme s'est reproduite, le voile du palais présente le
même aspect que la première fois ; il est même plus rouge et
plus tendu.

Les injections intraveineuses sont reprises et continuées les
4, 6, 8, 10, 12, 14, 17, 19, 21, 24, 26 mars. La gomme semble
d'abord aller mieux, la tumeur diminue, la coloration rouge
s'atténue, lorsque brusquement le 26 mars, il se produit une
infiltration des piliers postérieurs de l'amygdale, gagnant les
régions voisines et le voile du palais. Toute la région apparaît
comme œdématiée et violacée, la luette surtout, qui présente
sur le côté gauche une saillie blanchâtre.

A cela s'ajoutent de l'amygdalite et une otite avec fièvre et
écoulement purulent par l'oreille. A l'examen du pharynx on
aperçoit une infiltration des piliers postérieurs de l'amygdale
et d'une partie du pharynx.

Les injections intraveineuses sont continuées les 27, 31 mars,
les 2, 4, 7, 10, 12, 14, 15, 16, 17, 18, 19 avril. Le 14 avril une
perforation du voile est constatée au-dessus de la luette, sur la
ligne médiane, de la largeur d'un pois. Cependant le voile a
bonne apparence, avec tendance à la guérison. Les jours suivants, la perforation ne s'accentue pas ; elle semble au contraire
se combler et les tissus environnants se rétracter en recouvrant
le centre évidé. L'infiltration du pharynx et des piliers postérieurs diminue, le voile du palais ne présente plus aucune
nodosité. On administre un peu d'iodure à partir de ce moment,
et les injections intraveineuses sont faites tous les deux jours
jusqu'au 13 mai. On a pu injecter chez ce malade XXXVIII
gouttes de la solution de cyanure à 1 °/₀ sans provoquer aucune
diarrhée, mais en allant par doses progressives du 2 au 13 mai.

La perforation s'est progressivement comblée et le 23 mai le voile du palais présente un aspect absolument normal. On met le malade au traitement ordinaire.

OBSERVATION III

D..., âgé de 53 ans, a eu un chancre à la verge à l'âge de 30 ans. On le soigne à l'hôpital du Midi avec des pilules, sans lui dire le nom de sa maladie. Il ne se souvient pas d'avoir eu d'accidents jusqu'à ces 8 derniers mois. Il se présente à l'Hôtel-Dieu le 11 février 1902.

Il y a huit mois, apparaît un bouton au pli du coude, suivi bientôt d'une série d'autres boutons semblables. Le 11 février, il a, au niveau du pli du coude droit, un large placard, large de 5 à 6 cent. et long de 6 à 7 cent., formé au centre par les vestiges des tubercules primitifs, par des tubercules en voie de régression, et enfin par huit tubercules rouges disposés en cercle à la périphérie du placard. Ces tubercules syphilitiques, indolores, situés dans l'épaisseur de la peau, se sont développés du centre à la périphérie.

Il y a six mois, le malade a commencé à ressentir de la gêne dans l'articulation tibio-tarsienne gauche, qui a gonflé peu à peu, et qui, le 11 février, le fait souffrir beaucoup en marchant. La douleur, qui disparaissait par le repos, est exaspérée par la pression au niveau de la malléole interne.

La pression au niveau de l'interligne articulaire et sur la partie antérieure, intermalléolaire, est complètement indolore. La ligne circonférentielle passant par les deux malléoles mesure 26 cent. 1/2 à gauche et seulement 25 cent. à droite; les interstices intermusculaires et osseux sont comblés à gauche, indiquant ainsi un gonflement notable de l'articulation.

Les injections de cyanure de mercure à 1 0/0 sont instituées les 11 et 13 février, puis le malade, retenu par son patron, ne revient que le 25 février.

Les injections sont continuées les 25, 27 février, les 1er, 3, 5, 8, 10 mars. La première injection de cette série ayant provoqué un peu de diarrhée, la seconde injection ne fut faite que de XV gouttes ; le malade ne montra jamais plus d'intolérance par la suite. La piqûre du 10 mars laissa passer quelques gouttes dans le tissu cellulaire sous-cutané et produisit ainsi une petite induration. La gêne de la marche a sensiblement diminué sous l'influence du traitement et il ne reste plus que trois gros tubercules surélevés et durs.

De nouvelles piqûres sont pratiquées les 12, 15, 17, 20, 22, 24, 26, 28. 31 mars, les 2, 4, 7, 8. 10, 12, 14, 16, 18 avril. Les cinq avant-dernières injections furent faites à l'hermophényl, mais le cyanure fut repris. Le traitement amène une amélioration lente, mais progressive, des tubercules. Le 18 avril le malade en présente encore deux, mais très diminués ; tous les autres ont disparu.

La douleur au niveau de l'articulation tibio-tarsienne a cédé peu à peu. Le malade qui ne pouvait descendre l'escalier que sur le talon, en posant les deux pieds sur chaque marche, peut maintenant le descendre normalement. Le 18 avril, articulation normale.

Injections intraveineuses les 21, 23, 25, 28 avril. Le 4 mai, le malade ayant eu un peu de diarrhée, on le met à l'iodure et on cesse momentanément les injections qui ne sont reprises que le 16 mai. Le malade ne revient à l'Hôtel-Dieu que le 23 : les deux tubercules sont presque entièrement affaissés. Le 27 mai il ne reste plus qu'une légère induration.

Injections le 30 mai, les 2 et 6 juin. Tout a disparu, il ne reste plus que des cicatrices brunâtres et rétractées, à la place des énormes tubercules qui couvraient la région du pli du coude droit. Cas très tenace et très mauvais.

OBSERVATION IV

Henri L...., garçon de laboratoire, constate l'apparition d'un chancre sur la verge. au mois de juin 1901. Il prend aussitôt tous les jours deux pilules de protoiodure. En juillet se montre la roséole sur tout le corps ; il a en même temps quelques plaques muqueuses dans la bouche et bientôt après se déclare une laryngite. La voix est complètement éteinte. L'examen laryngoscopique révèle la présence de plaques muqueuses sur les cordes vocales.

Du 1er au 15 septembre les pilules sont interrompues et on met le malade à l'iodure. Le 15, reprise des pilules, puis 3 piqûres de biiodure de mercure. C'est à ce moment qu'apparaît la céphalée, assez intense la nuit pour empêcher le sommeil ; elle est surtout violente le matin au lever, se prolonge environ deux heures après et disparaît le jour. En même temps, le malade déprimé perd complètement l'appétit.

Les traitements institués jusqu'alors n'agissant pas. on lui fait des piqûres intramusculaires de calomel tous les huit jours continuées jusqu'au 19 mars, époque où il vient consulter à l'Hôtel-Dieu. Sous l'influence du calomel, les plaques muqueuses de la bouche avaient cédé vers le 15 février, et l'extinction de voix s'était progressivement atténuée ; mais la céphalée, tenace depuis plus de deux mois. n'a cédé à aucun traitement. L'anorexie persiste. Le malade se plaint vivement des injections intramusculaires qu'il trouve très douloureuses et qui laissent encore des indurations lorsqu'il se présente à l'Hôtel-Dieu le 19 mars.

A cette époque, sa laryngite, qui allait beaucoup mieux, lui laissait cependant un enrouement marqué. La voix était très voilée, surtout le matin au lever et lorsqu'il commençait à parler. L'examen laryngoscopique ne décelait que des rougeurs. vestiges cicatriciels des lésions guéries, et ne lui avait pas donné l'espoir de recouvrer une voix plus claire.

Le 19 on lui fait une injection intraveineuse de cyanure de mercure de 1 cc. à 1 °/₀ renouvelée le lendemain. Brusquement la céphalée, qu'aucun traitement n'avait pu faire disparaître, cède après cette deuxième piqûre. Plus de douleur nocturne, ni matutinale.

Les injections sont continuées les 21, 22, 25, 26 et 27 mars. A ce moment le malade parle beaucoup mieux ; il n'a plus souffert de la tête et a recouvré son appétit, disparu depuis plusieurs mois.

Nouvelle série d'injections les 28, 29 mars, les 1ᵉʳ, 2, 3, 4, 5, 6, 7, 9, 10, 12 avril. L'état général est devenu excellent, la voix est beaucoup plus claire, sans cependant avoir recouvré son timbre habituel ; le malade n'a plus aucune gêne pour parler.

OBSERVATION V

L...., âgé de 29 ans, ne se souvient pas d'avoir été atteint d'un chancre. Il a eu, il y a 6 ans, une légère écorchure à la verge, qui n'a duré que 3 ou 4 jours et n'a été suivie d'aucun accident.

Il y a 18 mois, est apparue sur la gencive gauche une petite ulcération, dont la description rétrospective du malade semble assez nettement celle d'une plaque muqueuse. En même temps, il aurait eu un étourdissement avec perte de connaissance de quelques minutes, suivi de violentes douleurs du côté droit de la tête. La plaque et la céphalée disparaissent en 15 jours par le seul traitement ioduré.

Huit jours avant de venir consulter à l'Hôtel-Dieu, le 2 avril, il a un nouvel étourdissement et, depuis, de vives douleurs de tête. Cette céphalée, surtout localisée du côté droit et dans la tempe, est très vive. Elle atteint son maximum le soir et la nuit, durant laquelle elle empêche absolument tout sommeil. Pendant le jour elle est remplacée par une pesanteur de tête avec élancements espacés. Lorsque le malade vient à l'Hôtel-Dieu, le 2 avril, il prend des pilules de protoiodure de mercure qui lui ont été ordonnées par un médecin de ville depuis l'apparition de sa céphalée.

Le 2 avril, il est mis au traitement mercuriel par les injections intraveineuses de cyanure de 1 cc. à 1 %. Nouvelle injection le lendemain. Après la première, les douleurs sont apparues le soir, comme d'ordinaire, mais beaucoup moins vives, et n'ont pas empêché la malade de dormir sa nuit entière.

Après la seconde injection, les douleurs de la nuit et du jour ont complètement disparu. Il ne persiste plus qu'une légère céphalée, durant une dizaine de minutes, vers 5 heures du soir, heure à laquelle les douleurs acquéraient leur maximum d'intensité.

Injections de cyanure les 4, 5, 6 avril.

Du 8 au 18 avril le cyanure est remplacé par 2 cc. d'hermophényl à 1 %.

Sous l'influence de ce traitement la céphalée n'a pas reparu une seule fois la nuit ; le malade dort parfaitement. Tous les jours à 5 heures cependant il a quelques élancements dont la durée diminue chaque jour et qui, le 18 avril, ne persistent pas plus d'une minute ou deux. Après une nouvelle injection, de cyanure de mercure cette fois, faite le 18 avril, les élancements ne durent que quelques secondes. A ce moment l'état général est très bon, le malade a repris son travail d'ouvrier fourreur : l'appétit est revenu. Une injection de cyanure de mercure lui est faite le 20 avril. On peut constater, ce jour là, que la dernière injection de cyanure s'est montrée plus efficace que les précédentes à l'hermophényl.

OBSERVATION VI

B..., âgé de 52 ans, vient consulter le 14 avril 1902, à l'Hôtel-Dieu. Il ne se souvient pas d'avoir eu un chancre et la cicatrice ne peut être retrouvée. Il ne s'est pas aperçu de la présence d'une roséole qui s'étend sur tout le corps et se présente encore à l'heure actuelle avec son aspect caractéristique. Il souffre de la tête depuis deux mois.

Cette céphalée a débuté brusquement ; elle a augmenté progressivement d'intensité pour atteindre son maximum il y a un mois. Depuis cette date, le malade est en proie à des souffrances intolérables, ne lui laissant le jour aucun répit et empêchant tout sommeil la nuit. Il localise surtout sa douleur sur le front et le sommet de la tête.

Le 14 avril, une injection intraveineuse d'hermophényl de 2 cc. à 1 p. 0/0 lui est faite sans produire aucune amélioration. La seconde, pratiquée le lendemain à la même dose, semble agir ; le malade a dormi deux heures la nuit suivante. Le 16 on lui fait une injection intraveineuse de 4 cent. cubes de la même solution d'hermophényl. Le malade, très déprimé, est pris avant l'injection d'un malaise qui se prolonge quelques minutes après. Cette troisième piqûre n'est suivie d'aucune amélioration et il revient le 17, disant avoir passé une nuit atroce. Le traitement par l'hermophényl semble n'avoir pas produit grand effet sur la céphalée, mais la roséole est beaucoup moins apparente, les taches sont plus pâles.

Le 17 avril, l'hermophényl est remplacé par le cyanure de mercure, injecté à la dose de 1 cc. d'une solution à 1 p. 0/0. Le lendemain, le malade se présente la physionomie souriante et reposée, annonçant que la douleur, après s'être atténuée peu à peu durant la journée, a disparu le soir, et qu'il a pu dormir la nuit entière. Elle n'a pas reparu au réveil ; il ressent cependant une légère pesanteur de tête. Une nouvelle injection est pratiquée et tout disparait. Le 19 avril, il ne souffre plus du tout et se sent la tête absolument libre.

On continue malgré tout les injections les 19, 21, 23, 25, 28 avril, les 1er, 4, 6, 10, 13, 16, 20, 23, 27, 30 mai et le 2 juin. Jamais, depuis le 19, il n'a souffert un seul instant. On le soumet à partir du 2 juin au traitement ordinaire.

Observation VII

M. C..., étudiant, est atteint d'un chancre induré à la verge en novembre 1897. Il ne constate pas de roséole. Les accidents secondaires sont constitués par quelques plaques muqueuses sur le pourtour des amygdales, un peu d'alopécie, une céphalée très légère. Tout le traitement consiste dans quelques pilules de protoiodure, prises d'une façon irrégulière pendant trois mois au plus.

Depuis aucun traitement n'est suivi et aucun accident n'apparait, lorsque, en octobre 1901, à la suite d'un voyage fatigant, le malade ressent un point douloureux, localisé à la douzième vertèbre dorsale. La douleur, fixe les premiers jours, s'irradie bientôt dans les espaces intercostaux; elle s'accentue surtout la nuit et le matin, rendant certains mouvements impossibles; elle prend parfois a forme de crises fulgurantes en ceinture, que le malade compare à une décharge électrique et qu'il attribue aux variations atmosphériques. Quinze jours après l'apparition de la lésion médullaire, le malade constate des troubles de la sensibilité, surtout dans le membre inférieur droit. La sensibilité générale est diminuée dans la cuisse, la jambe et le pied; la différence des impressions caloriques entre la jambe gauche et la jambe droite est très nette. Le malade accuse des fourmillements souvent accompagnés d'une sensation de brûlure, de l'engourdissement dans tout le membre inférieur droit. Tous ces phénomènes rendent la marche assez pénible. Les réflexes rotuliens sont exagérés, principalement à droite; il y a de la trépidation épileptoïde.

Le malade vient consulter à l'Hôtel-Dieu au début de novembre. Bien qu'il y ait une localisation certaine de tuberculose pulmonaire, le diagnostic de mal de Pott est écarté, et il est traité par les injections intramusculaires de biiodure de mercure, pour une lésion médullaire syphilitique. Les injections sont pratiquées régulièrement, chaque jour, au nombre de 37. A la seconde piqûre il se produit une amélioration brusque. La douleur disparaît, les mouvements redeviennent faciles, les troubles à distance persistent seuls, quoique considérablement atténués.

Le traitement est interrompu. La douleur vertébrale reparait un mois après cette interruption. Malgré la reprise, au commencement de février 1902 des injections intramusculaires, faites au nombre de 15, assez peu régulièrement, le malade ne venant pas chaque jour, les phénomènes s'aggravent et semblent être revenus bientôt au même point qu'au début du traitement mercuriel : l'état général est plus mauvais que jamais ; le malade est fatigué, il maigrit visiblement.

Le traitement par les injections intraveineuses de cyanure de mercure de 1 cc. à 1 °/₀ est alors institué le 23 février. Une autre piqûre est faite le 25, jour où le malade constate l'apparition d'une exostose siégeant au niveau de la deuxième articulation sterno-costale.

En même temps, il se produit une poussée de tuberculose pulmonaire. Le malade se met à tousser et maigrit considérablement. Il va consulter M. Ballet qui confirme le diagnostic de syphilis médullaire et donne à l'exostose la même origine.

Les injections intraveineuses sont continuées les 1ᵉʳ, 5, 8, 10 mars. Il se produit une amélioration manifeste de la lésion médullaire. La douleur, devenue intolérable la nuit, s'atténue, et le malade peut dormir toute la nuit ; les crises fulgurantes qui se renouvelaient fréquemment depuis quelque temps ont complètement disparu. Par contre l'exostose est toujours extrêmement douloureuse, au point de provoquer des cris à la pression ; toutefois elle ne progresse pas.

Le malade montrant une grande tolérance pour le mercure, les injections sont répétées le 14 mars, puis les 16, 17, 18, 19 mars. Sous l'influence de ce traitement intensif, une amélioration immédiate et évidente est constatée. La douleur rachidienne a complètement disparu, même la nuit ; tous les mouvements sont aisés, les phénomènes à distance sont très atténués.

Le malade, après ses 11 injections intraveineuses, se sent mieux que jamais, en ce qui concerne sa lésion première, depuis le début des accidents. L'exostose a également beaucoup diminué. La douleur spontanée n'existe plus à ce niveau et le malade, qui ne pouvait même pas endurer le contact des vêtements sur la tumeur, supporte sans souffrance une pression modérée exercée avec la main.

Abandonnant ses études momentanément, il se rend dans le midi pour rétablir son état général et soigner sa tuberculose. Il se fait détailler le manuel opératoire et se procure le nécessaire pour pratiquer les injections intraveineuses, espérant pouvoir continuer ce traitement dans son nouveau séjour.

Outre l'action rapide et efficace apportée chez lui par les injections intraveineuses, il leur trouve comme autre avantage de n'être pas douloureuses, alors que les injections intramusculaires l'étaient et lui ont laissé des indurations qui persistent encore actuellement.

OBSERVATION VIII

B..., âgé de 45 ans, vient consulter à l'Hôtel-Dieu le 3 février 1902. Il a contracté la syphilis au mois d'octobre 1899. L'accident primitif, à la verge, a été suivi d'une roséole légère et de l'apparition de quelques plaques muqueuses. Il a été soigné aussitôt avec des pilules de protoiodure.

Malgré ce traitement, suivi avec régularité, il a eu, il y a un an, une attaque d'hémiplégie droite. Il a recouvré assez rapidement l'usage de ses membres, mais imparfaitement en ce qui concerne le bras. Lorsqu'il se présente à l'Hôtel-Dieu, il éprouve encore une grande gêne pour écrire. L'hémiplégie a été traitée à l'hôpital de la Charité, d'abord par l'iodure de potassium pendant 3 mois, puis par des injections intramusculaires de cyanure de mercure, toujours accompagnées d'iodure de potassium. Ces injections ont été faites au nombre de 55, en plusieurs séries, dont la dernière de 20 piqûres, a été terminée le 10 ou le 15 janvier.

Lorsque le malade vient consulter, le 3 février, soit 20 à 25 jours après la dernière série d'injections intramusculaires, il a une gomme apparue une dizaine de jours avant de se présenter à la consultation. Il ne peut préciser la date exacte où la tumeur est devenue apparente, mais il a éprouvé depuis long-temps de la gêne à cet endroit.

Sur le dos de la langue, à 4 cm. de la pointe, on peut cons-tater une tuméfaction ovalaire, à direction antéro-postérieure, grande comme une pièce de 1 franc, aplatie, à surface couen-neuse, non ulcérée, donnant l'aspect d'un chancre syphilitique. La tumeur est peu douloureuse, mais détermine une grande difficulté pour parler, pour manger et sortir la langue.

Sur le bord droit de la langue, à 1 cm. de la pointe, se trouve une nodosité, très dure, grosse comme un pois, située dans l'épaisseur de l'organe.

Dès le 3 février, le traitement par les injections intravei-neuses de cyanure de 1 cc. à 1 0/0 est institué. On refait une injection le 5, le 7 et le 10. L'amélioration, sensible dès la seconde piqûre, est manifeste à la quatrième. La douleur et la gêne ont presque disparu à ce moment. Le malade peut tirer la langue facilement et il mange de tous les aliments, alors qu'il ne pouvait prendre que des aliments liquides auparavant. La nodosité de la pointe n'est plus perceptible. La gomme se déterge, elle est moins saillante, elle se déprime sans s'ulcé-rer ; la couenne du centre a disparu et il se forme un bour-relet de cicatrisation.

Les injections sont continuées les 11, 12, 15 février. Cette dernière injection n'est que d'un demi-cent. cube, la piqûre, faite dans la périphérie de la veine, ayant laissé passer quel-ques gouttes dans le tissu cellulaire environnant. Au moment de cette septième injection la gomme est certainement réduite de moitié.

Les 17, 19, 21, 27 février sont pratiquées de nouvelles injec-

tions. A cette époque, la gomme qui a suivi une marche rétro-
grade ininterrompue, se présente sous la forme d'une plaie
banale. Le fond est complètement détergé ; il reste une fissure
laissant voir le plan musculaire à nu et large au plus de un
demi-centimètre.

Après six nouvelles injections faites les 1er, 3, 7, 10, 13,
15 mars, la fissure persiste, la perte de substance étant beaucoup trop considérable pour être comblée. En fait, la cicatrisation est complète, un épithélium de revêtement s'est formé,
tapissant le plan musculaire profond et les bords du sillon.
Sans espérer une nouvelle cicatrisation, il est encore pratiqué
quatre injections les 17, 19, 21, 22 mars, formant un total de
21 piqûres.

La gêne qui persistait dans les mouvements du bras et de la
main depuis l'attaque d'hémiplégie, semble avoir considérablement diminué.

Le malade revient le 1er avril ; on lui fait successivement des
piqûres les 1er, 10, 14, 15, 17, 19, 21 avril, les 1er, 16, 20,
26 mai. Il ne vient maintenant que très irrégulièrement depuis
le 22 mars, son état s'améliorant de jour en jour. Il est revenu
à l'Hôtel-Dieu le 2 juin : la langue était entièrement détergée,
le sillon moins profond ; à peine une gêne légère persiste dans
les mouvements.

Observation IX

L...., âgé de 36 ans, contracte la syphilis en 1895. L'accident
primitif est suivi d'une roséole et d'une éruption de syphilides
s'étendant sur tout le corps. Il ne se soigne pas au début et
entre à Ricord quatre mois après, où on le traite par les pilules
de protoiodure de mercure et l'iodure de potassium. A sa sortie,
il se croit guéri et ne suit plus aucun traitement.

Sept mois après avoir quitté l'hôpital, le malade est pris de
céphalée nocturne et de douleurs de jambes, atteignant leur

maximum d'intensité quelques minutes après le coucher. Au même moment apparait une orchite syphilitique. Le malade se soigne quelques jours chez lui, puis entre à Ricord, où le traitement par les frictions mercurielles est institué. Sous l'influence de ce traitement, la céphalée disparait peu à peu, ainsi que l'orchite. Celle ci récidive plusieurs fois dans les mois suivants, le malade ne continuant ses frictions que très irrégulièrement, après sa sortie de l'hôpital.

En 1898, dix-huit mois après avoir quitté Ricord, il entre à l'hôpital Tenon. La céphalée réapparue semble, cette fois, se montrer d'une plus grande intensité. Le malade décrit sans précision ce qu'il a éprouvé, mais se souvient d'avoir eu quatre attaques épileptiformes. Les douleurs de tête, très violentes, empêchent tout sommeil. En même temps, il ressent des douleurs lancinantes dans les jambes, surtout la nuit. Il est soigné avec le sirop de Gibert et les frictions. Il quitte Tenon dix mois après son entrée, débarrassé de tous ces symptômes ; une légère faiblesse persiste cependant dans les deux jambes.

En février 1902, vers le 15, la céphalée reparait. Elle est très vive le matin et le soir, surtout intense la nuit, au point de rendre tout sommeil impossible. Les douleurs lancinantes dans les jambes se font sentir avec les mêmes caractères que précédemment. Lorsque le malade vient consulter à l'Hôtel-Dieu, le 10 mars, les douleurs ont encore augmenté, lui arrachant parfois des cris. Il souffre de la tête, même pendant la journée.

Le traitement par les injections intraveineuses de cyanure de mercure de 1 centimètre cube à 1 pour 100 est commencé le 10 mars. Le soir même de cette première piqûre, la douleur a considérablement diminué, et le malade dort la nuit entière. Le lendemain, la céphalée reparait, mais beaucoup moins vive que de coutume ; elle permet quelques heures de sommeil.

Le 12 mars, nouvelle injection, suivie de la disparition de la douleur ; une légère pesanteur de tête persiste seule le matin et disparait après la troisième injection, du 14 mars. Lorsque le

malade vient, le 16, pour sa quatrième piqûre, il déclare qu'il
ne sent plus rien et qu'il ne reviendra plus. Il fallut le presser
et même l'effrayer pour faire de nouvelles injections. Le 18, il
a ressenti un peu d'engourdissement dans la jambe gauche.

Le malade, qui ne souffre plus depuis sa troisième injection,
malgré les exhortations qui lui sont adressées, ne revient plus
à l'hôpital à partir du 21 mars.

OBSERVATION X

Mme B..., âgée de 50 ans, contracte, en janvier 1902, un
chancre syphilitique, situé sur les grandes lèvres, accompagné
d'adénite inguinale. Elle n'a eu ni roséole, ni alopécie, ni céphalée. Quelque temps après sont apparues des papules sur le
front et quelques plaques muqueuses dans la bouche.

Elle vient consulter à l'Hôtel-Dieu le 22 mars : les plaques
muqueuses de la bouche, malgré un traitement suivi régulièrement dès le début, ne régressent pas. Elle présente sur
la lèvre inférieure, à droite, une plaque muqueuse érosive,
surélevée et blanchâtre, longue de 3 à 4 centimètres de
large de 2 ou 3 centimètres, qui en frottant sur la gencive
provoque de la gêne et une légère douleur. Sur la lèvre
supérieure, à gauche, se trouve une autre plaque muqueuse
moins saillante, mesurant 2 centimètres sur 1 centimètre.
On peut encore constater sur le bord gauche de la langue,
à 7 centimètres de la pointe, une longue plaque muqueuse,
grisâtre et très hypertrophique, mesurant environ 3 centimètres
sur 2 centimètres. Enfin sur le pilier antérieur de l'amygdale
gauche existe une petite surface papuleuse large de 1/2 centimètre.

Lorsque, le 22 mars, la malade est mise au traitement par les
injections intraveineuses de cyanure de mercure, elle prenait
régulièrement, chaque jour depuis janvier, soit des pilules de
Dupuytren, soit des pilules de protoiodure, qui n'avaient ni guéri

les accidents, ni empêché de nouvelles plaques muqueuses de se produire. Les injections sont pratiquées les 22, 24, 26, 28, 29, 31 mars.

Dès la troisième piqûre, il y a une amélioration sensible, suffisante pour enlever la gêne produite par le frottement des plaques contre les gencives et les dents.

Le 31, toutes les plaques muqueuses sont en régression manifeste, et la plus considérable, celle de la lèvre inférieure, a diminué d'un tiers. Le traitement est interrompu durant quatre jours, une légère stomatite s'étant produite chez cette malade qui ne prenait aucun soin de la bouche.

Le 3 avril, on lui fait à l'épaule, une injection sous-cutanée d'hermophényl; puis les 5, 7, 9, 11, 12, 14, 16 avril, nouvelles injections, mais dans les veines cette fois, d'hermophényl à 1 0/0, à la dose de 2 cc.

Le 18 et le 20 avril les injections de cyanure de mercure sont reprises.

Bien que les plaques muqueuses, très hypertrophiées au début, n'aient été cautérisées qu'une seule fois au nitrate d'argent, elles ont changé maintenant totalement d'aspect. La papule du pilier antérieur n'existe plus. La plaque muqueuse de la lèvre supérieure est presque complètement cicatrisée ; celle de la langue dont la surface a diminué de plus de moitié, est complètement abaissée. La plaque muqueuse de la lèvre inférieure, la plus considérable, est réduite à trois ilots, l'un de 1 centimètre environ et les autres beaucoup plus petits : entre ces ilots papuleux, la cicatrisation s'est faite, laissant une muqueuse violacée.

Nouvelles injections les 21, 22, 24, 26, 28, 30 avril, les 2, 4 mai, de 1 centimètre cube de la solution de cyanure de mercure.

Le 4 mai il n'y a plus rien à la lèvre supérieure, et les ilots de la lèvre inférieure sont réduits à des proportions infimes. La plaque muqueuse de la langue a diminué encore d'étendue.

La malade n'ayant plus les veines perceptibles, on la met au traitement interne et on cautérise les plaques au nitrate d'argent.

Le 20 mai nouvelle cautérisation ; les plaques muqueuses des lèvres ont disparu, celle de la langue complètement affaissée a encore diminué d'étendue.

Le 1er juin, dernière cautérisation, la plaque de la langue est réduite environ à la dimension d'une lentille.

OBSERVATION XI

F..., âgé de 68 ans, a eu son accident primitif il y a 25 ans. Les accidents ont disparu avec deux mois de traitement mercuriel. Depuis il ne s'est plus soigné et n'a jamais eu d'accident.

Il y a un an se montre une gomme de la langue. Le malade prend depuis ce temps, mais irrégulièrement, des pilules de protoiodure et de l'iodure de potassium. Il se produit d'abord une amélioration, mais bientôt au contraire la gomme semble s'étendre. Il vient consulter le 1er février à l'Hôtel-Dieu.

La gomme est située sur le bord droit de la langue, à 7 ou 8 centimètres de la pointe. Elle se présente sous l'aspect d'une ulcération grande comme un gros haricot, allongée dans le sens de la longueur de la langue, à fond jaune, à bords non surélevés et sans granulations, dure au toucher. On ne trouve pas d'adénite. La gomme est surtout gênante pour parler et mastiquer ; elle provoque aussi des douleurs irradiant vers l'oreille.

Les injections intraveineuses de 1 centimètre cube de cyanure de mercure à 1 0/0 sont instituées le 1er février, puis continuées les 3, 5, 8, 10, 12, 15, 18 février. À ce moment, le malade s'étant blessé à la main, le traitement est interrompu jusqu'au 28 février.

Chez ce malade, les piqûres présentent une difficulté particulière. C'est un vieillard artério-scléreux qui a des veines fuyant devant l'aiguille, sans se laisser traverser ; plusieurs fois on a piqué à côté et le cyanure de mercure est allé dans le tissu sous-cutané. Malgré cet inconvénient, une amélioration notable se manifeste sous l'influence du traitement. La gomme se déterge, l'ulcération se comble, la gêne diminue sensiblement, les irradiations douloureuses disparaissent. Durant l'interruption du traitement. la gomme s'élargit et se creuse de nouveau.

Les injections sont reprises et continuées les 28 février, les 3, 5, 10, 12, 15, 17, 19, 22, 24 mars, les 1er et 4 avril. Le malade vient assez irrégulièrement, n'étant pas libre facilement pour se rendre à l'hôpital. L'amélioration se fait très lentement avec des arrêts quand il reste plusieurs jours sans être piqué. Six injections de 2 cc. d'hermophényl sont pratiquées ensuite les 6, 8, 10, 12. 14, 16 avril, puis le cyanure est repris le 18 avril. Peu à peu la gêne a disparu, l'ulcération, qui s'est rapidement détergée, a diminué de dimensions et de profondeur. Le 18 avril, elle est à peu près totalement cicatrisée ; il ne reste plus qu'un point jaunâtre. de un demi centim. de largeur, situé à la partie postérieure de la gomme primitive, à l'endroit où l'ulcération était la plus profonde ; mais il semble diminuer rapidement depuis que le malade vient régulièrement se faire traiter.

On fait encore deux injections les 21 et 22 avril, puis tout à coup le malade ne vient plus pendant un mois.

Le 25 mai seulement. il revient à l'hôpital, la gomme s'étant à nouveau étendue. Injections de cyanure les 25, 28, 29 mai et 5 juin. L'ulcération commence à s'améliorer et diminue déjà d'étendue, mais le malade ne reparaît plus à l'Hôtel-Dieu à partir du 5 juin.

OBSERVATION XII

M...., âgé de 34 ans, a eu son accident primitif en 1896. Il était entré à la Salpêtrière pour de violents maux de tête:

d'après son dire, le médecin diagnostiqua une méningite, et on lui mit de la glace sur la tête comme tout traitement. Quelque temps après son entrée à l'hôpital, on s'aperçut qu'il avait un chancre à la commissure labiale gauche. Il ne se souvient pas d'avoir eu ni roséole, ni plaques muqueuses, ni alopécie. Pendant 15 jours on lui fit prendre des pilules de protoiodure de mercure, puis il sortit de l'hôpital. Trois mois après avoir quitté la Salpétrière il commença à prendre de l'iodure de potassium et le continua pendant huit mois ; à partir de ce moment il cessa tout traitement régulier.

Le 2 mai 1902 il vient à l'Hôtel-Dieu se plaignant de maux de tête qui lui durent depuis 1896, époque où il a eu son chancre. Ces maux de tête ont augmenté depuis quelque temps et ne le quittent ni la nuit ni le jour. Aucun autre accident. On lui fait une injection intraveineuse de 1 cc. de cyanure de mercure à 1 pour 0/0.

Le 7 mai le malade revient en disant que sa céphalée a beaucoup diminué. On lui fait une nouvelle injection.

Le 12 mai, les maux de tête ont à peu près disparu ; il n'a eu que quelques douleurs le soir, mais extrêmement brèves, quelques secondes, dit-il.

Injections intraveineuses les 12 et 14 mai.

16 mai. — Les maux de tête ont repris hier soir et durent encore au moment où le malade vient à l'hôpital ; ils sont cependant beaucoup moins violents qu'autrefois. Injection de cyanure.

19 mai. — La céphalée a de nouveau à peu près disparu. Depuis la dernière injection le malade n'a eu que trois ou quatre accès de 5 minutes environ chacun. Injection.

21 mai — Tout est fini, le malade ne souffre plus un seul instant. On lui fait une injection.

Les 22, 26, 28, 31 mai, les 2, 5, 8 juin on lui fait de nouvelles piqûres.

Depuis le 19 mai, il n'a plus jamais souffert de la tête ; il a repris son travail et sa vie normale qu'il n'avait pas retrouvée depuis 1896.

Observation XIII

Ch.. âgé de 16 ans, s'est aperçu de l'apparition du chancre le 5 mars 1902, 20 jours après le contact. Il reste actuellement à la verge une notable induration à la place de l'ulcération primitive.

Il vient consulter le 23 avril à l'Hôtel-Dieu se plaignant de maux de tête, qui sont peut-être dus à une légère bronchite. A l'examen objectif on ne trouve pas de trace de roséole, ni de plaques muqueuses.

Sur le tronc et les membres le malade présente une éruption disséminée, constituée par des papules couleur jambon cru, lenticulaires, légèrement surélevées et dures au toucher. L'éruption n'est pas du tout confluente, les papules sont écartées les unes des autres et groupées sans aucune symétrie. On remarque deux grosses papules du volume d'un pois environ situées du côté gauche du nez, l'une vers l'angle interne de l'œil, l'autre à la base de l'aile du nez.

Sur la face antérieure de l'avant-bras droit le malade a eu un furoncle au mois d'avril dernier, sur lequel s'est greffé un énorme tubercule arrondi, de 3 cent. environ de diamètre, surélevé de 1/2 cent. au moins, de couleur rouge intense et très induré. Tout autour de ce tubercule se sont groupées une douzaine de papules.

Les 23, 25, 28 avril on lui fait des injections de 1 centimètre cube de cyanure de mercure à 1 0 0. L'éruption commence à pâlir, les papules s'affaissent.

Les 1er, 3, 5, 7, 9. 11 mai nouvelles injections intraveineuses de cyanure. Le 14 les papules sont complétement affaissées et passées à l'état de macules. Il ne reste plus que le tubercule de l'avant-bras et les deux grosses papules de la face.

Le 16 le malade revient avec une grippe légère ; on ne lui fait pas d'injections et il se repose jusqu'au 21, époque à laquelle sa grippe est à peu près finie. Les macules commencent à disparaître à leur tour et les papules de la face s'affaissent. Injection intraveineuse.

Le 23, le malade dit avoir eu un peu de diarrhée, le jour précédent, jusqu'à midi. On lui fait malgré cela une injection, de même que le 26 mai. Le 27 la diarrhée réapparaît de nouveau, mais assez légère, il n'a en effet que 5 ou 6 selles dans la journée. Une potion astringente lui est administrée et le lendemain tout est fini.

Nouvelles injections les 2 et 4 juin : les papules du nez s'affaissent de plus en plus, le tubercule de l'avant-bras est beaucoup moins gros et s'est également affaissé. Quant aux macules on n'en voit, pour ainsi dire, plus traces.

Le 6 et le 9 juin, injections intraveineuses ; les papules de la face sont complètement affaissées.

OBSERVATION XIV

B.... 21 ans, vient le 12 mai à la consultation de l'Hôtel-Dieu. Il présente à la partie supérieure du sillon balano-préputial une ulcération indurée, de la dimension d'une pièce de cinquante centimes, autour de laquelle se sont greffées des vésicules d'herpès.

Dans les deux aines on constate une adénite inguinale formée de ganglions durs et roulant sous le doigt. Elle est énorme et très douloureuse du côté droit.

Sur tout le tronc on voit une éruption confluente, rose pâle, qui est manifestement une roséole débutante.

Pas de plaques muqueuses, ni d'alopécie. Le malade se plaint de maux de tête violents, qui commencent à le faire souffrir vers dix ou onze heures du soir, pour ne cesser que le lendemain à son réveil. Cette céphalée est apparue avec le chancre.

Le 12 mai on lui fait une injection intraveineuse de cyanure de mercure.

Le 13 mai, le malade revient à l'Hôtel-Dieu : il raconte qu'il

a très bien dormi la nuit précédente et que ses maux de tête
ont complètement disparu. Comme son énorme adénite lui
cause en marchant d'assez fortes douleurs, on l'admet à l'hôpital.

OBSERVATION XV

R..., âgé de 45 ans, a eu en 1887, un chancre à la verge,
accompagné de roséole et de plaques muqueuses. En 1885,
il a été soigné pour iritis rhumatismale, avant de contracter la
syphilis, par conséquent.

Il a été traité pendant trois années par M. Humbert. La première année il a pris du protoiodure, la seconde du biiodure,
et la troisième année du sirop de Gibert. Le traitement a été
suivi régulièrement, et continué de temps en temps par une
cure d'iodure.

En septembre 1899, le malade n'avait pas vu d'accident
depuis 1887, lorsqu'il est pris brusquement d'un œdème géné-
ralisé. On examine son urine et on y trouve de l'albumine en
grande quantité. Il suit un régime sévère et tout rentre appa-
remment dans l'ordre.

En janvier 1901, il entre à l'Hôtel-Dieu et on diagnostique
une iritis. Entre temps il est soigné pour une attaque de goutte.
Il sort de l'hôpital, mais, en décembre 1901, sa vue commence
à s'affaiblir, et il devient même complètement aveugle pendant
un certain temps. On le conduit chez M. Delens : à la fin de
février 1902, la vue était revenue et il sort à nouveau de
l'hôpital.

Le 25 avril 1902, le malade vient consulter à l'Hôtel-Dieu et
fait examiner son urine. On y constate environ 0 gr. 75 centig.
d'albumine : jamais, depuis 1899, nous dit-il, il n'a cessé d'en
avoir. Quant à la vue, l'œil droit voit encore suffisamment,
mais l'œil gauche est complètement aveugle.

Examen ophtalmoscopique. — 1° Œil droit : Synéchies postérieures de tout le bord pupillaire. Exsudats de la surface cristallinienne dans toute l'étendue du champ pupillaire. Malgré les synéchies, les réactions pupillaires à la lumière et à l'accommodation peuvent être perçues dans une faible mesure. Le fond de l'œil est inéclairable, et l'examen ophtalmoscopique impossible. Acuité visuelle, 1/20.

2° Œil gauche : Même état. Pupille un peu plus large, sans réactions appréciable. Acuité visuelle, 1/15.

Les 25, 26, 27 avril, injections intraveineuses de 1 centimètre cube de cyanure de mercure à 1 p. 100.

Le 28, le malade se plaint de coliques avec un peu de diarrhée : pas d'injections.

Les 29 avril, 1er, 3, 4, 5, 6, 9, 12. 13, 15, 17, 19, 20 mai, injections de cyanure.

Le 6 mai, le malade ne voit plus de l'œil gauche, tandis que la vue est revenue à droite. Le 13 mai, on fait, au tube d'Esbach, un dosage de l'albumine, qui est tombée à 0 gr. 50 environ. Le 20 mai, il se plaint de crises douloureuses dans l'œil gauche.

Le 22 mai, nouvelle injection intraveineuse. A l'examen ophtalmoscopique, fait à la clinique de l'Hôtel-Dieu, on constate : à droite, un décollement partiel des synéchies ; à gauche, une poussée d'iritis, qui serait cause de la perte de la vue de ce côté. La vue serait revenue à droite, au contraire, par suite de la disparation des synéchies.

Les 23, 24, 26, 27 mai, nouvelles injections : la vue commence à revenir du côté gauche ; l'albumine diminue de plus en plus, on peut l'évaluer à 0 gr. 20 centigr. environ.

Le 29 mai, en se levant, le malade s'est aperçu qu'il n'y voyait plus du tout de l'œil droit. Comme il y voit très peu du gauche, il peut à peine se conduire pour venir à l'hôpital, où on lui fait une injection intraveineuse.

Le 30 mai, même état ; l'albumine a encore diminué. Injection.

Le 31 mai, à l'examen ophtalmoscopique, on dit au malade,

qu'il avait une poussée d'iritis rhumatismale. Injection de 1 cc. de cyanure, pratiquée également les 2, 3, 4, 5, 7 juin.

Le 4 juin, le malade voyait déjà mieux.

Le 7 juin, la vue est beaucoup meilleure et l'albumine est en quantité infinitésimale. Le malade, qui était au régime lacté absolu depuis deux mois environ, est autorisé à manger des œufs et des légumes. Il part à la campagne se reposer quelque temps et on lui donne à prendre 1 gramme d'iodure de potassium par jour.

En résumé, pour les spécialistes qui l'ont vu, ce malade a eu de l'iritis rhumatismale. La néphrite, d'origine spécifique, a cédé au traitement par les injections intraveineuses de cyanure de mercure.

OBSERVATION XVI

S..., âgé de 41 ans, a eu un chancre à la verge en 1886 ou 1887. Il est entré à Saint-Louis où on lui a pratiqué l'ablation du chancre. Il ne se souvient pas d'avoir eu ni roséole, ni plaques muqueuses.

On lui a fait deux piqûres mercurielles à la fesse et des frictions pendant 15 jours. Il sort de Saint-Louis un mois après, et depuis ce temps n'a subi aucun traitement, sans avoir eu jamais d'accident.

Au commencement de janvier 1902 apparaissent des douleurs en ceinture; le malade raconte que depuis ce temps il est comme serré dans un étau. De plus, il lui passe dans les jambes des douleurs brusques, violentes, rapides comme un éclair.

Il vient consulter à l'Hôtel-Dieu le 23 avril 1902.

Examen du malade.

Troubles de la sensibilité. — 1° Subjectifs. Le malade se plaint de douleurs constrictives, en ceinture, paroxystiques, qu'il avait attribuées, tout d'abord, à des vêtements trop étroits. Au niveau de la face antérieure des cuisses, apparaissent de brusques sensations douloureuses, très rapides, disparaissant aussitôt. Il accuse également de l'engourdissement et des fourmillements dans les membres inférieurs. 2° Objectifs. Au niveau de la face antérieure des cuisses et à la face antéro interne de la jambe, on constate nettement, en explorant avec la pointe d'une épingle, un retard des perceptions tactiles et douloureuses. Dans ces mêmes régions la sensibilité est très diminuée; à certains endroits on enfonce profondément l'épingle sans que le malade s'en aperçoive.

Œil. — La pupille est extrêmement rétrécie, mais malgré cela, la vision paraît normale. Il est impossible de constater le signe d'Argyll-Robertson.

Réflexes. — Le réflexe rotulien est aboli.

Le sens génital est légèrement exagéré.

Il n'y a pas de signe de Romberg : le sujet se tient parfaitement en équilibre sur les jambes, les yeux fermés, et même sur une seule jambe. Il raconte cependant que, depuis quelque temps, en sortant le matin pour aller à son travail, il éprouve une certaine hésitation pour marcher correctement.

Il ne sent plus où il porte les pieds. Puis, au bout de quelques minutes, tout rentre dans l'ordre.

Les autres organes sont normaux.

On le soumet au traitement : les 21, 24, 28 avril. on lui fait, chaque jour, une injection de 1 cc. de cyanure de mercure à 1/ 00.

Le 28 avril, il va déjà beaucoup mieux. Les douleurs en ceinture et fulgurantes sont moins fréquentes. plus rapides et beaucoup moins intenses.

Le 1er mai le malade revient à l'hôpital : tous les phénomènes douloureux ont disparu, il ne sent plus rien. Depuis la précédente injection, il n'a plus rien ressenti. ni dans les jambes ni ailleurs.

On lui pratique, malgré tout, d'autres piqûres les 1er, 4 et 12 mai. Malgré la promesse qu'il avait faite de venir régulièrement pendant quelque temps, en dépit de la disparition des symptômes, il ne reparait plus à l'Hôtel-Dieu.

Observation XVII

V..., âgé de 45 ans, a eu, au mois d'août 1900, un chancre à la verge, suivi de roséole et de maux de gorge pendant deux mois. Il a eu en même temps quelques maux de tête, mais n'a pas perdu ses cheveux.

Il est allé consulter à Ricord où on lui a donné un traitement : pendant six mois il a pris des pilules de protoiodure de mercure. et ensuite, régulièrement jusqu'à ce jour. de la liqueur de Van Swieten.

Il vient à l'Hôtel-Dieu le 25 mai 1902, se plaignant de fourmillements dans les membres ; il ressent également, dans les bras et dans les jambes, des douleurs brèves. ressemblant à une décharge électrique.

Il ne peut pas marcher plus de dix minutes sans être très fatigué ; il se repose sur un banc pendant cinq minutes et repart pour dix autres minutes ; il se repose de nouveau, et ainsi de suite.

Les réflexes rotuliens sont exagérés.

Depuis trois semaines, il éprouve également quelques maux de tête, particulièrement la nuit.

On pose le diagnostic de syphilis médullaire au début, et on lui fait aussitôt une injection de cyanure de mercure de 1 cc. à 1 pour 0/0 ; on lui refait de nouvelles piqûres les 26, 28, 29, 30, 31 mai. A cette époque, les phénomènes douloureux ont disparu : plus de fourmillements ni de douleurs dans les jambes. La céphalée a cédé et le malade dort parfaitement. Les troubles de la marche ne paraissent pas avoir jusque-là subi d'amélioration.

Nouvelles piqûres les 2, 3, 4, 5 juin. Le 9 juin il revient à l'hôpital, après quatre jours d'absence : par suite de l'interruption du traitement, les fourmillements et les douleurs dans les jambes ont reparu. On lui administre alors des doses croissantes de cyanure de mercure :

Le 9 juin, XXV gouttes.

Le 10 juin XXX gouttes. Il n'a eu aucune diarrhée, pas de salivation, aucun trouble.

Le 11 juin XL gouttes. Il supporte très bien le mercure. La veille il a pu marcher environ 3/4 d'heure sans se reposer : il se trouve beaucoup mieux : tous les phénomènes douloureux ont disparu à nouveau.

Les 12, 13, 14 et 16 juin nouvelles injections de cyanure, à la dose de XL gouttes, c'est-à-dire 2 centigr. Le malade ne présente plus aucun trouble et marche normalement. Tandis que le 24 mai il ne pouvait rester dix minutes sans se reposer, il marche pendant plus de deux heures sans aucune fatigue ; on continue le traitement.

Observation XVIII

(Résumé à une observation de Bruni. Revue des sciences médicales, 1895).

Homme de 25 ans, syphilitique depuis quatre ans, et atteint d'épilepsie jacksonnienne. Traitement par des injections intramusculaires d'huile grise et administration d'iodure de potassium. Aucune amélioration. Le neuvième jour, injection de 3 milligrammes de sublimé en solution dans la veine médiane céphalique gauche ; le lendemain injection analogue de 6 milligrammes. En tout 16 injections furent ainsi pratiquées. Les attaques épileptiques cessèrent après la deuxième injection et la céphalée disparut. Le malade a été revu quelque temps après, guéri.

OBSERVATION XIX

(Au moment où notre thèse était déjà à l'impression, ce malade entre dans le service de M. J. Renault. Sur son conseil, nous publions ce cas remarquable.)

Ch.... âgé de 21 ans. entre à l'Hôtel-Dieu le 16 juin dans le service de M. Jules Renault.

Il a eu six frères et sœurs morts de méningite en bas âge ; son père est mort tuberculeux à 45 ans.

En mai 1900, il a été pris de maux de tête intenses, redoublant de violence la nuit. Bientôt sa mère s'est aperçue qu'il entendait mal, et à partir du mois d'août 1900, il aurait été complètement sourd pendant plusieurs mois. Vers le mois de janvier 1901, le malade a commencé à se plaindre de vives douleurs dans les yeux, avec diminution notable de la vision. La vue a continué à baisser et le 1er novembre 1901 il devint presque complètement aveugle.

Le 9 novembre 1901, il entre à l'Hôtel-Dieu, au service d'ophtalmologie ; il était devenu tout à fait aveugle et ses maux de tête persistaient. On diagnostique une kératite double avec céphalée spécifique et on lui fait à la fesse 43 injections de bil..ure de mercure ; on interrompt pendant quinze jours et on lui en fait à nouveau 17. Après cinq mois et demi de traitement. il sort de l'Hôtel-Dieu, le 17 avril dernier, très amélioré: les maux de tête ont complètement cessé et il voit suffisamment pour se conduire seul. On le fait néanmoins revenir trois fois par semaine pour lui faire des injections hypodermiques.

Son état semble assez satisfaisant. mais le malade est somnolent et dort presque constamment. Quelques jours avant la première attaque d'épilepsie jacksonnienne. sa mère constate chez lui une hébétude plus prononcée, avec perte de la mémoire et une grande irritabilité.

Le 12 juin 1902, il vient à l'Hôtel-Dieu où on lui fait sa piqûre habituelle de biiodure.

Il va l'après-midi entendre la musique aux Tuileries : bientôt il éprouve une sensation, qu'il ne peut définir, au bout des doigts, et qui lui remonte le long du bras. Il tombe alors brusquement et reste pendant vingt minutes sans connaissance : en même temps il écume et les deux membres droits sont animés de violentes secousses épileptiformes.

Il ne perd ni ses urines ni ses matières et ne se mord pas la langue. Cette crise passée, il se relève, ne se souvenant de rien, mais reste cependant hébété pendant plusieurs heures.

Le lendemain 13 juin, nouvelle attaque encore plus violente que la première ; l'aura est plus longue et douloureuse. Le 14, rien.

Le 15 juin, le malade a trois crises d'une violence extrême, dans l'espace de deux heures.

Le 16 juin sa mère l'amène à l'hôpital, où il est admis salle Saint-Augustin. On lui fait aussitôt une injection intraveineuse de 1 c. c. de cyanure de mercure à 1 0/0. Le reste de la journée se passe pour lui dans un calme parfait, les attaques ont complètement cessé.

Les 17, 18, 19, 20, nouvelles injections à doses croissantes jusqu'à 2 c. c.

Le 21, le malade ayant eu un peu de diarrhée, on ne fait pas d'injection.

Les 22, 23, 24 juin, la diarrhée ayant cessé, de nouvelles piqûres sont faites. Le traitement continue.

Ce malade était donc atteint d'épilepsie jacksonnienne. Une seule injection intraveineuse a suffi pour faire cesser totalement les attaques.

Observations extraites du tableau de Chopping

*(84 cas de syphilis traités par les injections intravei-
neuses de cyanure de mercure. The Lancet du 18 février 1899.)*

Observation nº 1

Homme de 20 ans. Phimosis datant de quatre semaines
Chancre induré. Roséole commençant à pâlir. Adénite inguinale.

14 injections.

14 jours de traitement. Bon résultat.

Roséole disparue, phimosis réduit. Plaie guérie.

Observation nº 2

Contact datant de 3 mois.

Phimosis datant de 3 semaines. Adénite inguinale
Eruption papuleuse datant d'une semaine.

27 injections.

30 jours de traitement.

Chancre guéri. Eruption disparue.

Observation nº 3

Homme de 29 ans.

Chancre datant de 11 semaines. Avait été traité par les pilules de mercure, mais il empirait.

Plusieurs plaies au frein. Chancre au méat. Balanite e
œdème. Papules syphilitiques de 4 jours.

24 injections.

28 jours de traitement. Bon résultat.

Ne présente plus aucun symptôme. Chancre guéri et éruption disparue.

Observation n° 5

Homme de 33 ans, ayant eu un rapport cinq semaines avant son admission.

Chancre de la verge datant de un mois. Grand nombre de ganglions. syphilides squameuses de la face.

11 injections.

26 jours de traitement.

Bon résultat. Ulcération et bubons guéris. Taches disparues. On lui fit des frictions d'onguent mercuriel sur les ganglions.

Observation n° 11

Homme de 18 ans, ayant sur la verge une ulcération primaire supposée de cinq mois.

Escharre du prépuce datant de six semaines. Condylome du scrotum et de l'anus. Éruption profuse de macules, annulaire autour de la bouche et du nez.

14 injections.

15 jours de traitement.

Bon résultat. A la troisième injection le condylome de l'anus disparait. Après 14 injections nulles traces de syphilis.

Observation n° 12

Homme de 21 ans. Pas d'histoire.

Chancre à la verge depuis trois mois. Roséole maculaire profuse datant de deux mois. Adénite. Iritis double. Condylome.

14 injections.

16 jours de traitement.

Bon résultat. A la huitième injection, l'ulcération était cicatrisée, l'iritis guérie. A la quatorzième injection tous les symptômes avaient disparu.

OBSERVATION nᵒ 14.

Homme de 18 ans.

Phimosis, chancre induré, œdème du scrotum. Eruption de macules prononcée.

17 injections.

· 17 jours de traitement.

Bon résultat à la 12ᵉ injection, l'éruption disparut. A la 17ᵉ le chancre était guéri.

OBSERVATION nᵒ 23.

Homme de 36 ans, ayant un chancre à la verge depuis quatre mois.

Syphilides maculo-squameuses. Roséole. Gorge congestionnée.

13 injections.

14 jours de traitement.

Bon résultat. Les taches disparurent. Gorge en bon état. Sur le point de quitter l'hôpital.

OBSERVATION nᵒ 30.

Homme de 18 ans.

.Phimosis enflammé, circoncision. Escharre indurée. Roséole, Adénite inguinale.

7 injections.

26 jours de traitement.

Bon ré...tat La plaie de la circoncision est guérie. L'éruption s'es... ...... L'induration persiste.

Observation n° 31.

Homme de 26 ans. Contact datant probablement de huit semaines.

Chancre induré de deux semaines. Adénite. Eruption maculeuse profuse, gorge enflammée.

9 injections.

10 jours de traitement.

Bon résultat. Eruption presque disparue. Chancre presque guéri. Le malade est laissé à lui-même.

Observation n° 32.

Homme de 31 ans. Contact supposé de neuf semaines. Phimosis, chancre induré, adénite, roséole.

9 jours de traitement.

8 injections.

Bon résultat. Eruption et chancre disparus.

CONCLUSIONS

1° Les injections intraveineuses de sels de mercure ont été mises en lumière par Baccelli ; M. Abadie, cependant, les pratiquait en France longtemps avant lui.

2° La technique en est simple si elles sont faites avec soin.

3° Elles sont complètement indolores.

4° Elles ne produisent pas de nodosités, comme les injections hypodermiques.

5° Elles ont une action plus rapide, les observations le prouvent ; le mercure est, en effet, versé directement dans le milieu sanguin.

6° Elles ont aussi une action plus sûre : bien des cas leur ont cédé, qui avaient résisté aux autres médications.

7° Elles nécessitent une dose de mercure moindre que celle des traitements ordinaires, pour avoir un effet supérieur.

8° Avec elles les accidents d'hydrargyrisme sont moins à craindre.

9° On peut cependant, pour obtenir le maximum d'effet, employer des doses plus fortes, équivalentes à celles des traitements ordinaires.

10° Avec la méthode d'Abadie-Baccelli, on peut doser exactement la quantité de mercure introduite dans l'organisme, et ainsi mieux diriger le traitement.

11° Les injections intra-veineuses de sels mercuriels peuvent être répétées plus souvent que les injections ordinaires.

12° La méthode d'Abadie-Baccelli réussit dans tous les cas, mais d'une façon particulièrement remarquable dans la syphilis oculaire, la céphalée, la syphilis du système nerveux, enfin dans tous les cas de syphilis grave.

BIBLIOGRAPHIE

BACCELLI. — Le iniezioni endoven   di sublimato corrosivo (*Gazz. degli ospitali*, 7 juillet 1893).

— Le iniezioni endovenose di sublimato corrosivo in un caso di sifiloma della lingua e in una stenosi bronchiale (*Gazz. medica di Roma*, 1893, 289-293).

— Sulle iniezioni endovenose di sublimato (*Cong. méd. internaz. di Roma*, 1894).

CAMPANA. — Delle iniezioni endovenose di sublimato nella sifilide (*Riforma Medica Napoli* 1893).

FELICIANI. — Le iniezioni endovenose di sublimato nelle manifestazioni sifilitiche. (*Gazz. Medica di Roma*, 1891, XX, 153-172).

JEMMA. — De l'emploi du sublimé corrosif en injections intraveineuses (*Riforma medica*, 3 juillet 1893).

ABADIE. — Injections mercurielles intraveineuses. *Ann. de derm. et syphiligraphie*, Paris, 1895).

— *Riforma medica*, 1895 (t. I, pages 1 et 13 ; t. IV, p. 421).

— *Annales de dermatologie et de syphiligraphie* (1893).

— *Annales*   —   —   (1895).

Injections intraveineuses de sublimé :

Par Blaschko, p. 61.

» Dinkler, p. 1229.

» Neumann, p. 66.

Par Uhma, p. 278.

» Abadie, pp. 358-373.

» Kusel, p. 706.

» Stoukowenkoff, p. 1231.

— *Annales de dermatologie et syphiligraple* (1894), (p. 1119-1120).

COLOMBINI. — Del valore delle iniezione endovenose di sublimato corrosivo nella cura della sifilide (*Atti uella R. Accademia dei Fisiocritici di Siena*, 1893).

BLASCHKO. — Ueber intravenœse Sublimatinjectionen bei Syphilis (*Berlin. Klin. Wochenschrift*, 5 vovembre 1891).

Congrès de Vienne (septembre 1896).

— *Société Viennoise de dermatologie* (31 oct. 1894).

UHMA. — Ueber die von Baccelli empfohlenen intravenœsen Sublimatinjectionen, *Archiv. für dermatologie und Syphilis*, 1891, t. XXIX.

DINKLER. — Ueber die Wirkung und Verwendbarkeit der von Baccelli empfohlenen intravenösen Sublimatinjectionen. *Berlin. klinische Wochenschrift*, 1895, p. 382, 410, 437.

STOUKOWENKOFF. — *Meditzinskrié Obozrenie*, 1895, n° 18, p. 477,

KUSEL. — *Société de dermatologie et de vénéréologie de Moscou*, 1895.

— *Revue de sciences médicales*, 1895, t. 46, p. 614.

GŒRL. — Des injections intraveineuses dans le traitement de la syphilis. *Münchn. Médicin. Woch.*, 14 mai 1895.

ABADIE. — *Annales de derm. et syphiligr.*, 1896.

LANE. — *Annales de derm. et syphiligr.*, 1896, p. 1215.

ABADIE. — *Ann. de derm. et syphiligr.*, 1897, p. 511.

— *Journal des maladies cutanées et syphilitiques*, 1891, p. 750.

SALLÉES. — Injections médicamenteuses dans les veines. *Thèse de Paris*, 1874.

VIAULT. — Étude critique sur la transfusion du sang et sur quelques injections intraveineuses. *Thèse de Paris*, 1875.

LADEUI-ROCHE. — *Thèse de Paris*, 1870.

Boxo. — Sur les injections intra veineuses de sublimé dans la thérapeutique oculaire. *Arch. di Ottolm.* III, p. 215.

Baccelli. — Le injezioni intravenose dei sali di chinina nella infezione malarica. *Gazetta degli ospitali*, 1890. p. 90.

Abadie. — *Annales de derm. et syphiligr.*, 1899, p. 1025.

Muller. — *Thèse* de Paris, 1901.

Chopping. — 81 cas de syphilis traités par les injections intra-veineuses de cyanure de mercure, *The Lancet*, 18 février 1899, p. 132.

Koudich. — *Médecine moderne*, 1896, p. 485.

Lindstroem. — *Presse médicale* du 18 mai 1898, p. 267.

Fiocco. — Dell azione del bichloruro delle malattie veneree e della pelle, 1899, p. 142.

Abadie. — *Bulletin médical* du 4 mai 1901.

Jules Renault. — Bulletins et mémoires de la Société médicale des hôpitaux, 1902.

TABLE

IMPRIMERIE F. DEVERDUN. BUZANÇAIS (INDRE)

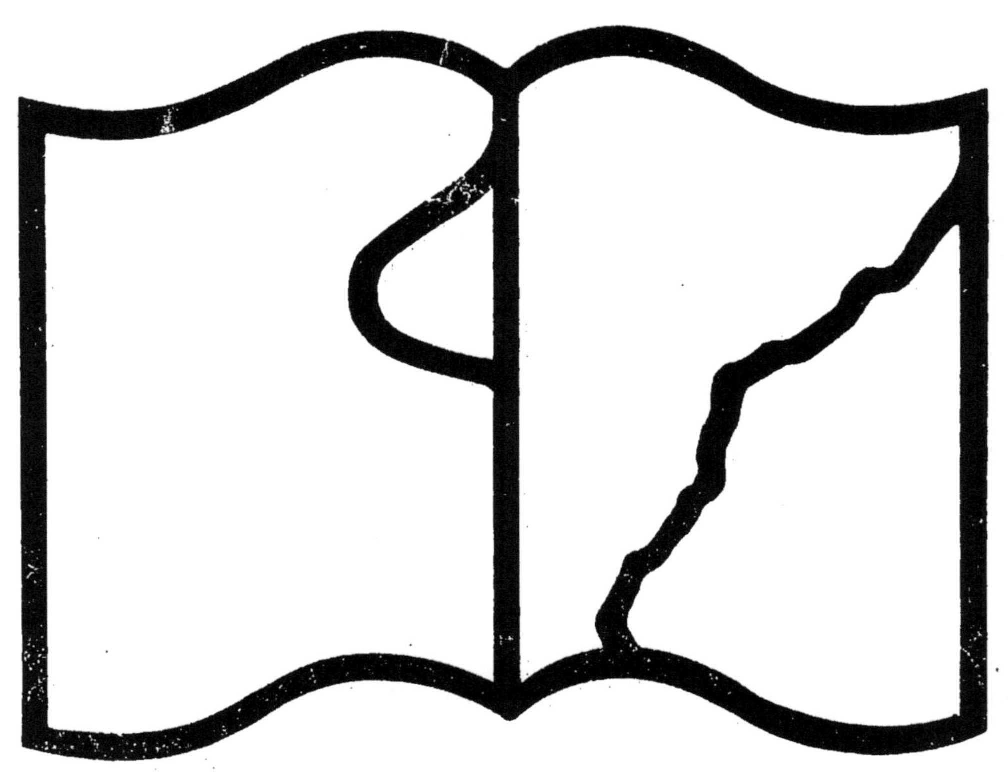

Texte détérioré — reliure défectueuse

NF Z 43-120-11

www.ingramcontent.com/pod-product-compliance
Ingram Content Group UK Ltd.
Pitfield, Milton Keynes, MK11 3LW, UK
UKHW020314130726
13696UKWH00003B/1065